JN222816

誰にも言えない汗の悩み

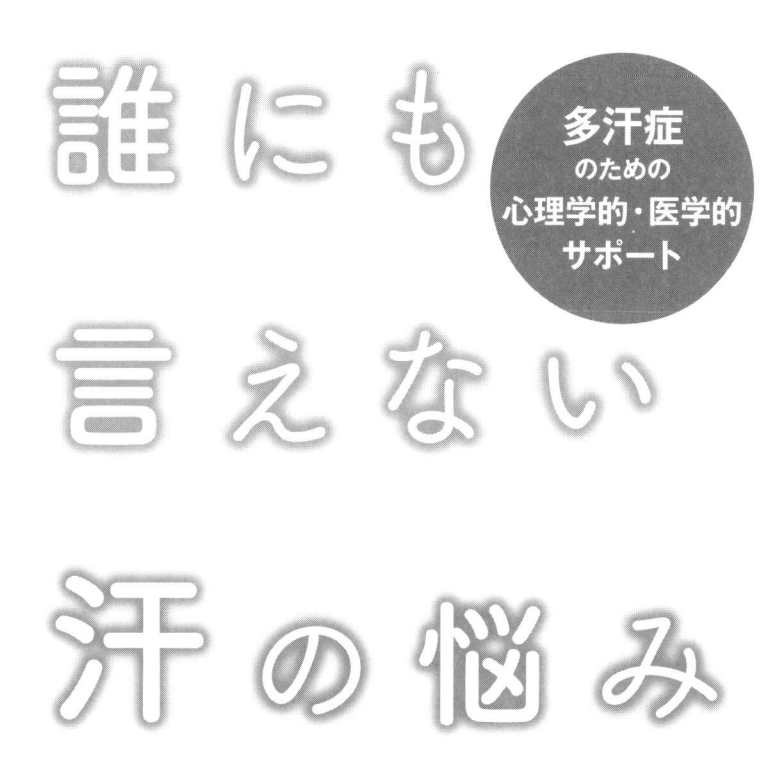

多汗症
のための
心理学的・医学的
サポート

藤後悦子・山極和佳 ［編著］

NPO法人 多汗症サポートグループ ［協力］

福村出版

はじめに

　汗による困りごとを深く感じるようになったのは、家族の出来事を通してでした。子どもから汗の相談をされるようになったのですが、正直最初の頃は、「『汗』ぐらいでそんなに悩まなくても……」と思っていました。私自身あまり汗をかかなかったので、小学生のとき「汗」をかいていないことで「一生懸命やっていない」と先生から怒られた経験があり、「汗」をかいている人がうらやましいと密かに思っていました。

　このような経験もあり、子どもからの相談を受けたとき、「そんなに困るのであれば、下着の替えを多めに持って行ったり、物事の考え方を変えたりしながら付き合っていくしかないよね」ぐらいに思っていました。「考え方を変えて付き合っていく」、それはその通りです。しかしながら、「汗」による困りごとは、私が想像していたものをはるかに超えていました。ある日、子どもからLINE が送られてきました。画面には本書の第 2 章で紹介している、多汗症患者のドキュメンタリー映像の URL が貼られていました。思わずクリックしてみたところ、映像がスタートし、そこには多汗症患者の方々の日々や葛藤が描かれていました。私自身、この映像を通してはじめて多汗症がサイレントハンディキャップと言われていることを知りました。

　その後、多くの多汗症患者の方に話を聞く機会を得たことで、汗にまつわる悩みの深さを知ることになり、この問題に向き合う必要性を痛感しました。

　昨今、多汗症の新薬が開発され、多汗症の記事を目にすることが多くなりました。多汗症の方々の自助グループも結成され、社会的にもさまざまな活動や発信がなされるようになり、徐々に多汗症の認知が広がってきたことを肌で実感しています。本書を通じて、多汗症への理解と支援が広がり、すべての人が自分らしく生活できる社会の実現に寄与することを願っています。

執筆者代表　藤後悦子

目次

第１部　汗と向き合う日々

> この本では、汗をたくさんかいている状態のことを「汗かき」、病気としての診断名を「多汗症」と表記します。

第１部　汗と向き合う日々

　第１部のはじめである第１章「汗に関する困りごと」では、汗によっておこるさまざまな困りごとについて、エピソードという形でご紹介しています。これらのエピソードは、幼児期（３歳〜５歳）、学童期（小学生）、思春期（中学生・高校生）、青年期（大学生）、成人期（社会人）といった発達時期（年代）別にまとめています。そしてそれらの発達時期の特徴をふまえて、汗による困りごとがおよぼす影響について説明をしています。

　続いて第２章「『多汗症』という病気とその対処」では、さまざまな困りごとの原因のひとつである「多汗症」という病気についての説明と、その対処である治療や支援などを取り上げています。

　さらに第３章「多汗症を通したより良い社会の実現へ」では、はじめに、汗による困りごとを抱えた方々の実際の声をご紹介しています。その上で、まわりの人たちができること、そして汗による困りごとを抱えた人たちがより生きやすい社会についてまとめています。

　この本を手にとられた方々のなかには、汗が多いことで困っていたり、嫌な思いをしたりする経験を持つ方が多いのではないでしょうか。また、そのような経験を持つ人の身近にいる家族や友人という方々であるかもしれません。

　汗が人より多いことや、それによって困っていることを他の人に話す機会はあまりないかもしれません。しかし、そうした「汗の悩み」を抱える人は、実は少なくはありません。

　この第１部では、汗による困りごとにどのようなものがあるのか、その困りごとがなぜ起きるのか、そして困りごとを軽減するためにどのような方法があるのかについて一緒にみていきましょう。

汗に関する困りごと

● 藤後悦子／山極和佳

　私たちにとって汗とは、誰もがかく当たり前のものですが、汗で困っている人も実は多くいるのです。

　汗に関する困りごととは、具体的にどんなことなのでしょうか。

　生活の中での困りごともありますし、学校や部活、バイト、職場、恋愛などさまざまな場面で困りごとが生じることもあります。汗で、ご自身が困っている、子どもが困っている、友だちや恋人が困っている、生徒が困っているなど、それぞれ読んでいる方によって感じ方や身近な度合いは異なってくるかもしれません。まずはどのような困りごとが生じうるのかを知ってほしいと思います。その上で、私たちは汗とどのように向き合っていけるか、汗で困っている人をどのように支援できるのかについて検討していきます。

　ここでは、幼児期（おもに３歳〜５歳）から学童期（おもに小学生）・思春期（おもに中学生・高校生）、青年期（おもに大学生・専門学校生）・成人期（おもに社会人）まで、成長の段階ごとに直面する「汗」の問題について、事例を交えて紹介します。その後に各年代の発達的な特徴を紹介して、周囲ができる対応の仕方などを考えていきます。

1　幼児期（おもに３歳〜５歳）の困りごと

　幼児期の子どもたちは、一般的によく汗をかきます。額に汗いっぱいかきな

がら走り回っている子どもは、見ているだけでもほほえましいものです。だからこそ大人は「汗が多いこと」を当たり前に思ってしまい、汗が多い子どもの困りごとに気づかないかもしれません。

　この年代の子どもたちにとって、汗に関する困りごとはどのようなものがあるのでしょうか。

幼児期の困りごとのそれぞれ

ケース１ ◦ 折り紙がうまく折れない

　年長組の太郎くん（5歳）のクラスでは、折り紙が流行っています。

　今日も先生が部屋に折り紙をたくさん用意してくれました。子どもたちは本を見ながら折り紙を折ってい

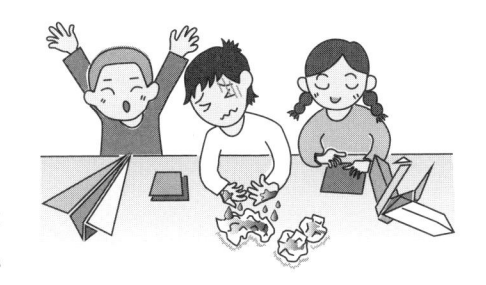

きます。男の子たちは、折り紙で飛行機を折って、誰が遠くまで飛ばすことができるか競争しています。

　太郎くんは工作が大好きなのですが、折り紙はどうも苦手です。紙を丁寧に折ろうとしても折り紙が汗で手にくっついてしまい、きれいに折れないのです。友だちが近づいてきて、「あ、ぐちゃぐちゃ。ちゃんと端と端を合わせて折るんだよ」と言ってきますが、どうしてもうまく折れません。そのうち、紙が汗でぐちゃぐちゃになってきました。うまくできないのでもう嫌になり、折り紙を折るのをやめて他の遊びをし始めました。

　先生は、太郎くんが折り紙をほったらかしているのを見て「太郎くん、最後まで折り紙を折ろうね。すぐにあきらめちゃうんだから」と少し強めに注意しました。

　太郎くんは、急に怒られたのでびっくりしました。でも、困っていることをうまく説明できず悲しくなって、「だって……」と下を向いてしまいました。

ケース２ ◦ 手つなぎ鬼で友だちから「べたべたして気持ち悪い」と言われる

　かおりちゃん（4歳）は、外遊びが大好きな活発な女の子で、幼稚園では

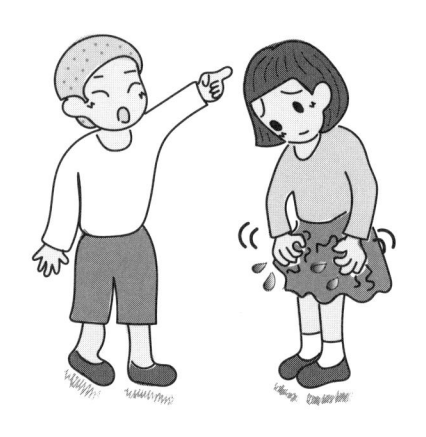

リーダー的存在です。足も速く、泳ぐのも得意です。

　ある日、幼稚園で公園にお出かけをしました。広い芝生を見て、子どもたちは大喜び。公園に到着するなり走り回って興奮しています。

　先生は、子どもたちに「何して遊ぶか話し合おう！」と呼びかけました。子どもたちからは、「だるまさんがころんだがいい！」「ケードロがいい！」「手つなぎ鬼がしたい！」とさまざまな意見が出て、なかなか決まりません。そこで先生が「じゃあ、全部やっちゃおう！」と提案しました。子どもたちは大喜び。かおりちゃんも大喜びです。

　はじめに「だるまさんがころんだ」をしました。みんなどんどんつかまっていきますが、かおりちゃんは上手に止まります。たくさんの子どもがつかまる中、かおりちゃんはそっと素早く近づいて行って、見事に鬼の背中にタッチして走り出しました。大活躍です。次のケードロでもどんどん敵をつかまえていきます。

　さて、最後に「手つなぎ鬼」の番になりました。かおりちゃんは、いつものように走っては敵をつかまえます。つかまった子はかおりちゃんと手をつなぎます。

　そのときです。「なんかベタベタしてる」と男の子がいいました。かおりちゃんは、ハッとして洋服で手をふきました。その時は乾いたように見えたのですが、またそのうち男の子が「ベタベタして気持ち悪い」と言い始めました。

　かおりちゃんは、どうしたらよいかわからず、「もうやめた」と他の遊びをし始めました。すると、子どもたちが「かおりちゃんが勝手にやめた」と先生に言いつけに行きました。先生はかおりちゃんのそばにやってきて「勝手にやめるのはおかしいよ。他の遊びがしたくなったの？」と尋ねました。

　かおりちゃんは「他のことがやりたくなったの」と言って、一人で走って遠くに行ってしまいました。

ケース 3 ● おばあちゃんから「手が濡れてるでしょ」と怒られる

　けんたくん（3 歳）のおばあちゃんはとても清潔好きで、いつも家をピカピカにしています。お正月におばあちゃんのところに遊びに行くと、おばあちゃんはけんたくんがお家に入るときには、「ちゃんと手を洗ってうがいしてね」と声をかけます。　けんたくんが遊んでいると、おばあちゃんが寄ってきて、「手を洗ったら、すぐにふかなきゃいけないでしょ」と叱りました。けんたくんは、手を拭いているのですが、すぐに汗で濡れてしまうのです。　そのうちおばあちゃんは習字の練習を始めました。けんたくんも興味津々で横に行ってじっと見ていました。おばあちゃんが書いた字を見たくて、紙を触ったところ、紙が汗で濡れてしまいました。それを見たおばあちゃんは「いい加減にしなさい。トイレに行った後はちゃんと手をふきなさい」と怒りました。　けんたくんは「ふいたもん」と言い返すのが精一杯。「じゃあ、なんでそんなに濡れているの」とまた怒られました。けんたくんは、おばあちゃんの家に行くのがだんだん嫌になってしまいました。お母さんから「おばあちゃん家に行こう」と言われてもけんたくんは「行かない」と言うことが増えています。お母さんは、なぜけんたくんがおばあちゃんのところに行きたがらないかよくわからないようです。

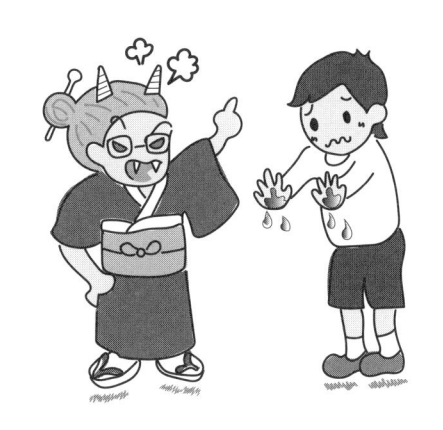

ケース 4 ● お絵描きしている紙が濡れて絵が描けない

　かよちゃん（4 歳）は、同じマンションに住んでいるななちゃんと大の仲良し。今日もママと一緒にななちゃんのお家に遊びに行きました。ななちゃんには、小学生のお兄ちゃんのさとるくんがいます。

　かよちゃん、ななちゃん、さとるくんで一緒にサンドイッチを作ってランチ

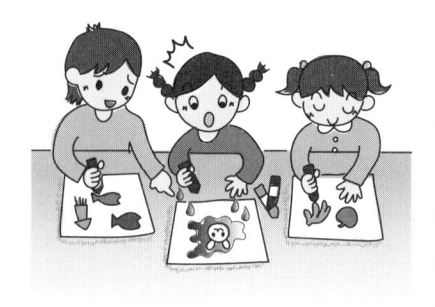

を食べました。その後、ママたちはお茶を飲みながらおしゃべりで盛り上がっています。

　子どもたちが退屈そうにしていたので、ななちゃんのママはクレヨンと紙を出してきてくれて、「お絵描きしていいよ」と声をかけました。子どもたちは、「やったー！　いろんな色のクレヨンがある」と大喜びです。

　みんなそれぞれ自分が好きなものをクレヨンで描き始めました。かよちゃんも「これがうさぎ。そしてかわいい女の子がいっぱいいて〜」と楽しそうに描いていますが、だんだんと画用紙が汗で湿ってきました。それを見つけたさとるくんが、「なんか、紙が濡れてる」と言いました。

　かよちゃんもはっとしました。確かに濡れているのです。どうすればよいかわからず、手が止まってしまいました。さとるくんは、特に気にする様子はなくそのまま自分の絵を描いています。

　かよちゃんは、画用紙が早く乾かないかと洋服で濡れたところをこすっているうちに、紙が破けてしまいました。どうすればよいかわからなかったので、紙をたたんでお母さんのカバンの中に入れて、お人形さんで遊び始めました。

乳幼児期と汗の問題

乳幼児期の特徴

　乳幼児期の子どもたちは、とても代謝がよく、寝ている時に汗がびっしょりでシーツが濡れてしまうこともよくあります。汗が出る「汗腺」（第4章）の数は、子どもも大人も変わらないので、子どもはより多くの汗をかくことになります。

　また子どもは「体温調整」が成熟していないため、気温の変化とともに体温もすぐに変化します。特に近年、夏の暑さは異常です。子どもの体温はすぐに上がるので、熱くなりすぎた体温の熱を放出するために汗をたくさんかくよう

になっています。子どもが「汗が多い」のは、一般的なことでしょう。

　しかしながら、多汗の子どもたちの場合、一般的な子どもたちと比較しても汗の量がより多いのです。気温の変化があまりないときや、他の子どもが汗をかいていないときでも自然と汗をかいてしまいます。周囲の大人は、子どもたちがいつ汗をかいているのか、どの程度汗をかいているのなど、汗かきの様子をじっくりと見てあげてください。

子どもの発達と汗の問題

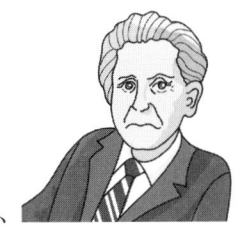

　子どもたちの成長と汗による困りごとの関係を見ていく際には、子どもたちの「発達」を意識するとよいでしょう。子どもの発達過程を学ぶことができる発達心理学にはいくつもの有名な理論があるのですが、ここでは、アメリカの発達心理学者であるエリクソンの心理社会的発達理論[1] を中心に見ていきましょう。

　まずは幼児期後半の発達課題（表 1-1）についてです。発達課題とは、次の発達段階に移行するために習得しておくべき課題のことです。幼児期後半の発達課題は「積極性」です。

　ここで言う「積極性」とは、自分で積極的に外の世界や環境に関わっていく姿勢を表します。積極性が発揮されることで、目的意識を獲得することができます。

　先ほどのケースを振り返ってみましょう。

　ケース 1 の太郎くんもケース 2 のかおりちゃんもケース 3 のけんたくんも積極性あふれる子どもたちで、さまざまな物事に積極的に挑戦しようとしています。しかしながら、その積極性を

表 1-1　エリクソンの 8 つの発達段階と心理的課題

発達段階	心理的課題
乳児期（出生から 1 年未満）	信頼
乳児期初期（1 歳から 3 歳）	自律性
乳児期後期（3 歳から 6 歳）	積極性
学童期（6 歳から 13 歳）	勤勉性
青年期（13 歳から 22 歳頃）	自我同一性
成人期（22 歳から 40 歳）	親密性
壮年期（40 歳から 65 歳）	世代性
老年期（65 歳以上）	統合性

出所：E. H. エリクソン（1973）をもとに作成

阻むような大人からの声かけや友だちからの言葉があります。すなわち多汗な子どもの状態を周囲が理解しておらず、不適切な対応や声かけを行うことで子どもの積極性が阻まれ、生き生きと目的意識を持った活動ができにくくなるのです。

　一般的に、子どもは年少組の3歳になると自我が拡大して自己主張が激しくなります。そして年中組の4歳になると、自分と他人の区別がつくようになり、友だちの存在が大きくなってきます。また4歳になると2つの動作（前に進みながらその場ではねるスキップ、左手で押さえながら右手を使ってハサミで紙を切るなど）を合わせるような、身体の各部分の運動をうまくまとめること（協応運動）も獲得できるようになり、活動も広がってきます。

　このようにお友だちとの関係や活動が広がる中で、汗による困りごとも生じてくるようになるのです。

●● まわりの人ができること

　ケース1の太郎くんの場合、まわりの大人はなぜ太郎くんが折り紙を折ることができていないのか、様子を確認してください。折り紙を折ることができるためには、折り方の理解、目と手の協応運動、手や指を使った細かい動き（微細運動）、一つずつ順番に折っていくという継次処理など、さまざまな技能が必要となります。

　太郎くんの日頃の様子から、これらのことは問題ないように見えます。そこで、発達面以外の可能性を考えながら様子を見てみましょう。

　どうも折り紙を折る際、手元を何度もふきながらやりづらそうにしています。よく見ると紙のまわりに水滴がついています。紙がぐちゃぐちゃになっているのは、汗で濡れてしまったためだと想像できるでしょう。

　多汗の子は、物を作る際、汗が材料についてしまい、うまく作れないことがあります。太郎くんの場合、手をふくハンカチをテーブルに用意してあげたり、何枚か折り紙を用意して、「好きなだけ作っていいよ」と声をかけたり、「うまくいかなくて困ったときには声をかけてね」と伝えてあげるとよいでしょう。

　ケース 2 のかおりちゃんについても、幼稚園の先生や保育園の先生が汗の問題に関する知識を知っていると、かおりちゃんの表情の変化に気づいてあげることができるかもしれません。

　また他の遊びをし始めたときに、かおりちゃんの気持を想像して「手のことが嫌だったの？」とかおりちゃんの気持を言葉にしてあげることができます。「嫌だったね」とかおりちゃんの気持ちに共感してあげながらも「先生はかおりちゃんの手、大好きだよ」など、温かいメッセージを伝えてあげたいものです。

　また第 2 章や第 3 章で取り上げるように、小さい頃から多様性を意識した教育や健康教育なども取り入れておくとよいでしょう。

　ケース 3 のけんたくんやケース 4 のかよちゃんは、子どもが困っている現場を親が見ていないので、子どもが何に困っているのかわかりづらいかもしれません。しかしながら、子どもが不自然な態度をとった際には、まずは子どもの話をしっかりと聴いてあげましょう。

　とはいっても子どもたちは上手に説明ができないことも多いものです。その場合は子どもに何かしら嫌な気持ちが生じているんだろうと仮定して、「そっか。嫌だったね」と伝えてあげてみるとよいでしょう。特に何も嫌なことがなければ「嫌なことないよ」と言うでしょうし、何かある場合は、きっとうなずくはずです。そこからは大人の想像力です。「〜が嫌だったの？」と想像しながら声をかけていくと、子どもたちは、合ってるとうなずきますし、間違っていると首を振ることでしょう。

　もし汗のことで嫌だったということがわかったら、「嫌だったね」と共感しながらも「○○ちゃんの手、お母さんは大好きだよ」「汗いっぱいあると紙がとりやすくなるから便利だね」などと肯定的な言いかえをしてあげるとよいでしょう。

　その後、けんたくんやかよちゃんの場合は、事情をおばあちゃんやななちゃんのママに伝えてあげましょう。その際、私たちが作成したパンフレット（第 2 章）なども参考になりますので、これらを使って説明するとよいでしょう。

 **周囲ができること**

　今まで述べてきたことを「周囲の対応のポイント」として5つにまとめてみました。

　①汗の問題に関する知識を大人が持つ。

　②汗が出ても心配ない環境を整える。

　例えば、

　・友だちと手をつなぐときに本人が気にしていたら、友だちの代わりに大人
　　が一緒に手をつないであげる。

　・紙が濡れて困っていたら、汗を拭くタオルなどを用意してあげる。紙が濡
　れたら新しい紙に交換できるよう準備してあげる。

　③子どもが困って泣いていたり、ふてくされたりしているときは、しっかり
　　とそばに行って話を聞いてあげる。

　④困ったときには、SOSを出してよいように日頃から保育所や幼稚園のク
　　ラスの子どもたち全員に伝える。

　⑤幼少期から多様性を受け入れる教育や汗を含めた健康教育を積極的に取り
　　入れる。

 2　学童期（おもに小学生）の困りごと

　小学生になると、地域での習いごとや友だち同士での遊びも盛んになり、人
前で汗をかく機会が増加します。

　例えば、サッカーチームや野球チーム、バスケチームなどでスポーツをして
いる子どもたちは、チームで車に乗り込み試合に行くことが増えてきます。試
合後の車の中では汗臭い匂いが充満していることなどよくあります。

　汗による困りごとは、本人の困りごとと周囲にとっての困りごとがあります。
車の中の子どもたちの汗による匂いなどは、多汗の子どものみではなく多くの
子どもたちによくあることであり、子ども本人というより一緒に車に乗ってい

る周囲の大人にとっての困りごとにあたるかもしれません。

　それでは、学童期の子どもたちにとっての汗に関する困りごとは、どのようなものがあるのでしょうか。

学童期の困りごとのそれぞれ

ケース5 ● 緊張して頭がびしょびしょになってしまう

　りくくん（小4）は、小学校4年生の男の子です。サッカーが大好きで、いつもみんなでサッカーをして遊んでいます。体育の時間は水を得た魚のように生き生きと過ごしています。

　勉強は嫌いではないのですが、テストではなかなかよい点数がとれません。音楽や図工などもそれほど得意ではなく、ともかく身体を動かす方が得意です。

　りくくんの通う小学校では、毎年1回学習発表会があります。4年生は音楽の年です。各自に役割が与えられます。りくくんは、大多数の人と同じでリコーダーとなりました。

　みんなでリコーダーを演奏するときは、シャープやフラットなどの難しい音は、吹かずに適当に指を動かしていました。それが楽だったし、そもそも音楽にそんなに興味がなかったので、早く音楽の時間が終わってサッカーしたいなとばかり考えていました。

　ある日先生が、「一人ずつ自分のパートをみんなの前で演奏します」と言いました。なんと自分の担当部分をみんなの前で一人ずつ演奏することになったのです。みんなの前で発表する日、りくくんは練習開始前からドキドキが止まりません。気づいたら頭が汗びっしょりになっていて、汗がしたたり落ちてきます。ハンカチなどもっていないので、汗をふく方法もありません。洋服でふきたいのですが、今着ているTシャツをめくり上げないといけず、さすがに恥ずかしくてできません。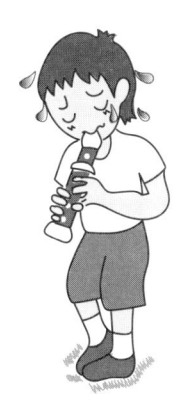

　どうすればよいかわからず焦るほど、汗が止まらなくなってきました。先生が気づいて、近づいてきてくれて「気分悪

いの？」と声をかけてくれました。りくくんはうなずきました。先生が「保健室へ行ってきなさい」と声をかけてくれたので、りくくんは、すぐに教室を出て保健室に向かいました。保健室に向かう途中に洋服で汗をふくことができたので、ちょっとほっとしました。

ケース6 ● 給食の食器がすべってスープをこぼしてしまう

　たけるくん（小3）は、手に汗をよくかきます。遊んでいるときや勉強しているときも手がなんとなく湿っているのですが、いつもはそれほど気になりませんでした。

　ある日の給食の様子です。たけるくんの小学校では、給食当番は班ごとに行います。たけるくんは給食が大好きで毎日待ち遠しくてたまりません。

　今日のメニューには、大好きなコーンスープが入っています。たけるくんはコーンスープをつぐ担当になりました。コーンスープは子どもたちに大人気で、すぐに列ができました。子どもたちは「たける、いっぱい入れて」と声をかけてきます。「了解！」とたけるくんは大はりきりです。

　さて、たけるくんが片手でお椀を持ってスープを入れてあげようとすると、滑ってコーンスープがこぼれてしまいました。友だちは「たける、何やってんだよ」とからかいます。たけるくんは何が起こったのか分かりません。しっかりと手で持っていたはずなのに、手が滑ったのです。

　その後ちょっと緊張しながらも順調にコーンスープをつぐことができていた

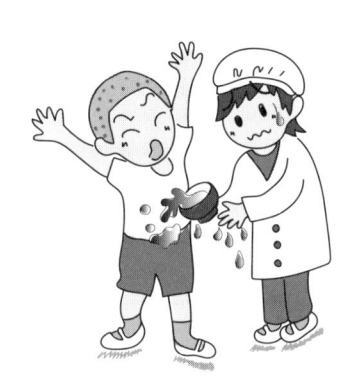

のですが、またお椀が手から滑ってこぼしてしまいました。今度は友だちの洋服にスープがかかってしまいました。「いい加減にしろよ」と友だちは怒り気味です。

　大きな音にびっくりして先生も近寄ってきました。そして、こぼれたコーンスープを見ながら、「たけるくん、ちゃんと注意してつぎなさい。よそ見ばかりしているからでしょ。もう2

回目よ」と強めに注意をしました。

　たけるくんは、わざとやっているわけでもなく、よそ見をしているわけでもないのです。そして、またこぼしてしまうんではないかと緊張が高まってきました。すると今まで以上に手に汗が出てきて、止まらなくなってきました。手だけではなく、頭や顔にも汗がにじんできました。

　どうにか当番を終えることができましたが、緊張で苦しくなってきました。明日もまた給食当番かと思うと、なんだかお腹が痛くなってきます。

ケース7 ● 野外体験のキャンプファイヤーがつらい

　まことくん（小5）の学校では、6年生は修学旅行、5年生は野外体験があります。まことくんは5年生になったので、今年の夏は1泊2日のキャンプです。

　キャンプでは、野外活動の専門家がいろいろなアクティビティを用意してくれています。なんといっても目玉はキャンプファイヤー。みんなで手をつないで大きく手を振りながらキャンプの歌を歌い、最後に校歌を歌いあげます。真っ暗な星空の下でのキャンプファイヤーは一体感が高まります。

　まことくんは、おとなしいタイプの男子です。スポーツよりも昆虫図鑑や星の図鑑を眺めて、ひとりで過ごすのが好きなのです。野外活動は、たくさんの自然に囲まれているので、嫌いではありませんが、みんなで盛り上がるのは苦手です。キャンプファイヤーのときも、なんとなく輪に入れずちょっとみんなから離れたところにいました。

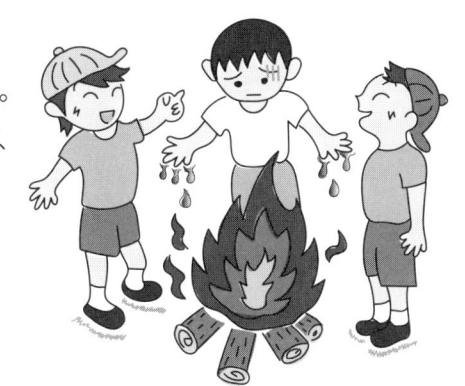

　野外活動のインストラクターが、「子どもたち、火のまわりに集まってください。今から手をつないで『キャンプだほい』を歌います」と大声で皆を呼びます。「やった！」と子どもたちは集まってきます。

　まことくんもしょうがなく近づいていきました。あまり気が進まないので、なんとなく緊張してきました。すると汗が手ににじんできました。まことくんは焦って、ズボンで汗をふきます。しかしふいてもふいても汗が出てくるのです。

　インストラクターは「さあ、みんな手をつないで」と声をかけました。しょうがなく手をつないだのですが、「わ、湿ってる」と隣の子から言われました。「お前、ちゃんと手をふけよ」と他の男子が大声で話してきます。もう片方の手を握った男子も「ほんとだ、まことの手が湿ってる」と言って、2人の男子が見合わせて笑うのです。

　まことくんは一生懸命ズボンで手をふいてまた手を握るのですが、やっぱり湿っています。男子たちは、わざと手を放し、まことくんとは握ろうとしませんでした。まことくんは何も言い返すことができず、早くこの時間が終わってほしいと思い、ひたすら時間が過ぎるのを待っていました。

ケース8 ● ピアノで鍵盤が濡れてしまう

　まいさん（小2）は、おとなしくてとてもまじめな女の子で、幼稚園の頃からピアノを習っています。小学校2年生になったとき、ピアノの先生が引っ越してしまい、新しい先生を探していました。

　同じ町内にピアノを教えている先生がいるようで、クラスの友だちもそのお教室に習いに行っています。お友だちから「まいも一緒に習おうよ！　そしたら発表会とかも一緒だよ！」と誘われました。みんなと一緒の発表会は楽しそ

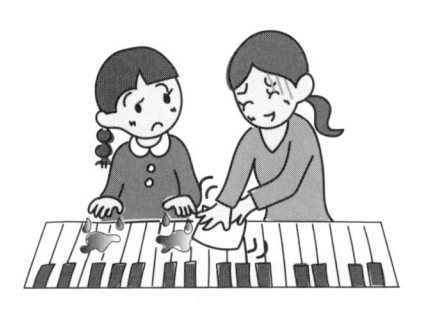

うだなと思い、まいさんも友だちと一緒の先生の教室に習いに行くことに決めました。

　ピアノの先生は、とても若くて一生懸命です。レッスンに行くと、必ずお菓子をくれるので子どもたちには大人気です。

　初めてのレッスンの日、まいさんは

ちょっと緊張しながら先生の自宅に行きました。先生のピアノはグランドピアノでとても立派です。まいさんは初めてグランドピアノを弾くので、少し緊張しました。

　先生が簡単な楽譜を開いて、「これは手を動かす練習なので、ゆっくり弾いてみてね」と言いました。まいさんにとっては簡単な内容だったので、すぐに弾けそうでした。ただ、先生が指の形を食い入るように見ているので、「下手だと思われたら嫌だな」ととても緊張してきました。

　まいさんは、初見にもかかわらず、一度も間違えることなく弾けました。弾きおわってほっとしていると、先生が「上手に弾けましたね」とほめてくれました。まいさんは嬉しくなりました。

　すると次の瞬間、先生は鍵盤をふき始めました。まいさんの手は、汗が多く、鍵盤が汗で濡れてしまっていたのです。まいさんは、恥ずかしくなってしまいました。なんだか悪いことをしてしまった気持ちになりました。

　その後もまいさんが 1 曲弾くたびに、すかさず鍵盤を先生がふきます。先生は特に怒ったりしないのですが、まいさんは悪いことをしてしまっているかのように感じてしまいました。

ケース 9 ● すのこの上を裸足で歩くときに足跡がつく

　りこさん（6 年生）が通う小学校は、今年で 50 周年を迎えます。記念すべき年なので地域の人たちと記念式典を行うこととなりました。

　6 年生は学校を代表して、歌と選抜部隊でソーラン節を披露することになりました。ソーラン節のビデオを見せてもらったのですが、りこさんは、その迫力に感動し、絶対に選抜部隊として踊りたいと思うようになりました。

　ソーラン節は事前にオーディションがあり、30 名のみが踊れます。りこさんは家でも何度も練習し、見事にオーディション合格。ソーラン節のグループに入りました。

　りこさんの踊りは切れもあり、みんなを引っ張っていく大声も出るので、リーダーとして抜擢されました。りこさんのソーラン節をみんなで見ようと、

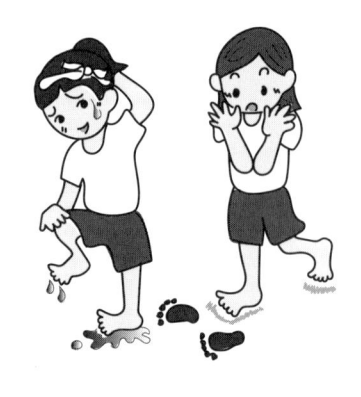

本番の日は家族やおじいちゃんやおばあちゃんも予定を空けて楽しみにしています。

　ソーラン節の練習は、体育館や教室などで行いました。さて、本番まであと２週間ほどになりました。先生が、子どもたちを集めて、「ソーラン節の衣装を説明します」と話し始めました。「はっぴにはちまき。色は、紫と赤と……」と説明し始めました。りこさんは「赤のはちまきがかっこいいなー」とわくわくしています。

　ところが最後の先生の言葉「本番は裸足で踊ります。じゃあ、今日も裸足で踊ってみるので、上靴を教室において、裸足で体育館に向かいましょう」と聞いたとき、あまりにもショックでどうすればよいかわからなくなりました。

　実は、りこさんは足の汗の悩みを持っていました。足の汗の量がすごくて、靴下はすぐにびしょびしょになります。裸足の時もいつの間にか床がにじんできます。そのことを先生にも伝えることができず、とりあえずみんなと一緒に体育館に向かいました。

　体育館へわたる通路は、すのこがしいてあります。りこさんが歩くと、汗ですのこに足跡がつきました。友だちがそれに気づき、「りこ、足とか洗ってないのに、なんで足跡ついているの？」と聞きました。

　りこさんも足元をみたところ、他の子は誰も足跡がついていないのに、りこさんが歩いたところのみ足跡がついているのです。すぐには消えないし、何と言っていいかもわからなくなりました。

　「あれ〜。なんでだろ」とごまかしながら、体育館に入ったのですが、頭の中は汗のことでいっぱいです。踊りにも集中できません。いつもは間違えない動きを一人で間違ってしまいました。指導の先生からは、「りこ。本番前だぞ。リーダーなんだからちゃんと集中しなさい」と注意されました。

　りこさんも集中したいのですが、それどころではありません。踊っている最

中にも汗がしたたり落ちて、足が滑りそうになるのです。滑らないようにと意識すると、踊りが小さくなります。すると先生から「動きが小さい！」と、また注意されました。りこさんは、もう苦しくてたまりません。

　１回目の踊りが終わりました。りこさんの頭の中は、体育館から帰るときのすのこのことでいっぱいです。りこさんはとっさに「先生、お腹が痛いので保健室に行っていいですか」と伝え、みんなより先に体育館を出て保健室に行きました。

 ## 学童期と汗の問題

学童期の特徴

　小学生になると生活が大きく変わってきます。幼児期まではすべて親や幼稚園・保育園の先生の目が届くなかで遊んだり生活をしたりしていたのですが、小学生になると子どもたちは地域の中に飛び出していきます。

　心理的発達課題（表1-1）に沿って見てみると、このように飛躍的に成長する学童期の課題は「勤勉性」となります。

　子どもたちは小学校に入ると、自ら興味を持ったものや大人や社会から期待されることに対して、勤勉に努力しようとします。

　例えばサッカーのドリブルの練習を何回も自分でやったり、ピアノの練習や二重飛びの練習を自分から進んで行ったり、漢字の練習や計算問題をできるまで繰り返し身に着けようと勤勉に努力することができるようになります。また友だちと一緒に委員会活動を行ったり、運動会や学習発表会に向けてクラスをまとめようと努力したりすることもできてきます。このように自分たちの努力や活動を通して達成感を味わう中で、自分ならできるという有能感を抱いていくのです。

　一方で、うまくいかない経験を通して、周りからバカにされたりすると、劣等感を抱きやすくなります。ケース９のりこさんは外交性も勤勉性も高く、周囲に認めてもらいたいと頑張っていました。ケース８のまいさんもおとなしいですが、ピアノをしっかりと練習する姿からも勤勉性が高いといえます。

　この時期に、汗により活動がうまくいかなかったり、汗のことについて他者から笑われたりすると、劣等感につながってしまい、その後の生活に影響が出てしまうのです。

　ケース5のりくくん、ケース6のたけるくん、ケース7のまことくん、ケース8のまいさん、ケース9のりこさんもそれぞれ他者の反応が気になり、劣等感を感じているかもしれません。

　特に中学年は、ギャングエイジと呼ばれる時期に入ります。ギャングエイジとは、主に子どもたち同士で行動し、閉鎖的な仲間関係を作る時期のことを指します。この時期の子どもたちは好んで同世代のグループ（ギャンググループ）を作り、その中で集団のルールを学んだり、他者と折り合うことを学んだりします。また、自分たちの力を試したくなって大人に反抗的になったり、自分たちだけで使える合言葉や秘密などを好んだりする傾向もあります。

　今までは大人が絶対的な存在だったものが、大人よりも自分たちの集団を重視し始めます。今まで素直に大人の指示に従っていた子が急に、反抗しだすのも中学年の頃でしょう。その一方で、子ども同士の関係が重視されるので、友だちの反応に対して、より敏感になるのです。

まわりの人ができること

　小学生以降の子どもたちの困りごとは、親の見えないところで生じているために、親としても状況がわからないことが多くなっていきます。

　また中学年以降になると友だちとの関係が重要になってくるために、すべてを親に話さなくなるかもしれません。とはいうものの中学生以上の思春期と比べると、小学生の頃は、まだまだ親にお話をしてくれる時期です。ぜひこの時期を逃さず、汗について子どもと話し合う機会を持つとよいでしょう。

　まずは汗全般の理解について深めていきましょう。汗は憎むべきものではなく、大切な機能ということを、絵本や映像などを交えながら説明してください。その後、「汗が多いこと」や「汗の問題」について取り上げてみるとよいでしょう。汗の問題は、親から伝えてもよいですし、病院の先生から説明しても

らってもよいでしょう。困ったときには一緒に考えていくことができることを
しっかりと伝えてあげて、「困ったときにはいつでも相談してね、みんなあな
たのことが大好きだし、いつでもあなたの味方だよ」と伝えてあげたいもので
す。

　子どもは周囲の大人には、心配をかけたくないと思ったり、悩んでいる自分
を恥ずかしいと思ったりして、相談しないかもしれません。だからこそ、
「困ったことがあるときは、相談していいんだよ。みんなで考えると何かいい
アイデアが出るかもよ」と、明るい感じで伝えてあげるとよいかもしれません。

　それから、生活の中で汗で困る場面を一緒に考えておくこともよいと思いま
す。この本を読みながら、「こんなことがあるかもね」「これは、誰だって嫌な
気持ちになるよ」「これは、大変そうだ」「こうなったときはどうしようか」な
ど、子どもの声を代弁してあげながら、想定できる状況を予想して、対応方法
を事前に考えておくと安心するかもしれません。

　また、学校や習いごとの先生、他の保護者の方々へ汗の問題についての理解
をお願いすることも必要なことになります。周囲の理解があってこそ、さりげ
ないサポートなどが可能になるからです。

　ケース５のりくくん、ケース６のたけるくん、ケース７のまことくん、
ケース９のりこさんは、学校での出来事で困っています。子どもの悩みにつ
いて申し送りがなされていたり、汗に関する知識を先生方が持っていたりする
と、彼らや彼女たちへの声かけや配慮が異なっていたかもしれません。

　しかし、いずれは子ども自身で、汗の問題を他者に説明し、自分が快適に過
ごせる環境を作っていかなければいけません。その土台作りとして、周囲の大
人は「学校の先生や習いごとの先生などに汗の問題のことを伝えておいた方が
いいと思うけど、自分で伝えたい？　それとも、私たちが先生に伝えておくな
ど、何か手伝える方法ある？」と聞いてみるとよいと思います。

　子どもが自分で周囲の大人に伝えるというのは、まだまだ難しいとは思いま
す。しかし、親が勝手に動くのではなく、まずは子どもの意見を聞いて（子ど
もの意見を表明してもらい）、それを尊重しながら、徐々に子ども自身でまわり

に説明できるように橋渡しをしていくとよいでしょう。

　その前提として、子どもたちがお互いの違いを尊重し受け入れることができる土壌を大人が率先して作っていくとよいと思います。

3　思春期（おもに中学生・高校生）の困りごと

　中学生や高校生の時期は、思春期と呼ばれます。友だちの関係がより密になり、異性への意識も高まるでしょう。

　学校生活では、中学生になると部活動中心の生活が始まり、高校生になると電車通学やバイトを行う子も増えてきて、子どもたちの生活空間が急に広がっていきます。SNS でのやりとりも盛んになる中で、今までよりも汗に関して他者の目を気にすることとなるでしょう。

　思春期における汗に関する困りごとには、どのようなものがあるでしょうか。

 思春期の困りごとそれぞれ

ケース 10 ● ゲームのコントローラーがびしょびしょになる

　あきらさん（中 1）は、中学になってサッカー部に入りました。そんなに運動は得意ではないのですが、なんとなく小さい頃からサッカーを続けていたし、小学校が同じだった友だちから誘われたからです。

　中学の部活は、上下関係がはっきりしていました。ある日、帰る方向が同じ先輩から「今度の日曜日は試合がないから、みんな、俺の家でゲームしようぜ」と何人かに声がかかりました。あきらくんはどうしようか迷っていましたが、先輩の誘いで、断りづらいですし、友だちから「あきらも行こうぜ」と声をかけられ「うん」とうなずいてしまいました。

　日曜日、先輩の家には、1 年生が 3 名、2 年生が 3 名集まりました。最初のうちは、数名でゲームをしたり、それぞれが持ってきたゲームを各自でしたりして過ごしました。

　あきらくんは自分で持ってきたゲームをしていたところ、先輩から「あきら、

次一緒にやろうぜ」と言われて、ゲームのコントローラーを渡されました。そのゲームはあまり得意ではなかったのですが、やってみると案外面白く、夢中になって楽しめました。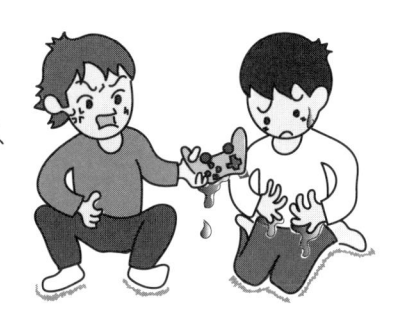

　20分後、他の先輩が「あきら、次は俺」と声をかけてきたので、区切りがいいところでやめて、コントローラーを渡しました。すると先輩は、「何、これ。ベタベタしてるじゃん。気持ち悪い」と叫びました。

　あきらくんは、どうしようかと半分パニックになりました。緊張が高まると、さらに汗が出てきます。先輩があきらくんの方を見て、「あきら、汗だらだら。汚いからちゃんと手をふけよ」と言いました。あきらくんは、「はい」とうなずくのが精一杯です。

　ただ、ふいても汗はとまりません。早くその場から離れたく「トイレ借ります」と言って離れようとしました。すると「お前、手汚いんだから、ちゃんと洗った手ふいてこいよ」と、からかうように言われました。

　あきらくんは、もうどうしたらいいのかわからなくなりました。

ケース 11 ● 手の汗が不安で、バイオリンのコンクールに挑戦できない

　あやねさん（中2）は、小さい頃からバイオリンを習ってきており、1日2時間毎日練習しています。お母さんも教育熱心で、あやねさんがどんどん上達するので、気合いが入ってきています。

　有名な先生がいると聞けば、遠くまで電車を乗り継いで習いに行かせます。あやねさんは、毎日2時間の練習もそれほど嫌ではなく、好きな曲を上手に弾けると達成感を感じることができていました。

　ただ、最近気になっていることがあります。小学校高学年頃から、なんとなく気になっていたのですが、バイオリンを弾いているときに手に汗が出てくるのです。緊張しているのかなと最初は気に留めていなかったのですが、手で直

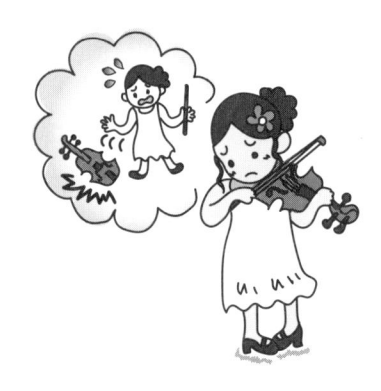

接弦を触れることもあり、気づくと弦がさびてしまうこともあるのです。

　お母さんに、「弦がさびたから変えて」と言うと、「いくらすると思ってるの。ちゃんと自分で弦がさびないようにメンテナンスしなさい」と怒られて以来、相談がしづらくなってきました。

　あやねさんの心配とは裏腹に、お母さんとバイオリンの先生は、どんどんコンクールをすすめてきます。小学生の時期は、あやねさんも多くのコンクールに出ていたのですが、今は手の汗が気になって人前での演奏を避けています。「指が滑って音を弾きまちがえたらどうしよう」「本番中にドレスが汗でにじんだらどうしよう」「汗で楽器を落としたらどうしよう」といろいろと考えると、演奏に集中できなくなってしまうようです。

　「汗をかくから、コンクール出たくない」と言ってみても「何、弱気なこと言ってるの。汗なんか誰だってかくでしょ。ふけばいいだけなんだから」と言って、お母さんも先生もまったく相手にしてくれません。あやねさんは何もかも嫌になってきました。

ケース 12 ● 模試の答案用紙が濡れてしまう

　せいじさん（中3）は、明朗活発で優秀な男の子。思いやりもあり、男女ともに信頼されています。ですが、せいじさんには人知れず悩みがあるのです。

　小学校の頃から、手に汗を人より多くかくことに気づきました。最初は気のせいだと思っていたのですが、拭いても拭いても手から汗が出てきます。小学校まではサッカー部でキャプテンだったのですが、試合の時や試合後に相手のキャプテンやコーチたちと握手を交わすことが多く、手の汗を気づかれたくないので苦痛でたまりませんでした。

　だから、中学に入って、汗を気にしなくてよい水泳部に入ることにしました。水泳は、ほぼ素人だったのですが、天性の運動神経のよさと努力家の性分から

どんどん実力を上げて県大会などで賞をとるようになりました。

　このような活躍と裏腹に、やはり汗に関する不安がさまざまな場面で広がっていったのです。特に最近気になっているのは、テスト用紙がぐちゃぐちゃになってしまい字があまり書けないこと。もちろん、いつもの授業用ノートでも濡れてぐちゃぐちゃになりがちなのですが、ネットで汗を吸収するパッド（第3章）を購入して、どうにかまわりにばれないようにやり過ごしています。学内での試験のときは、ハンカチを持って行ったり、ワイシャツの袖をのばして拭きながら書いてみたりと工夫をしています。

　ただ、外部の模試の場合、会場によって、持ち込み可能なものが統一されておらず、以前はハンカチも机の中にしまってくださいと言われたこともありました。予定していなかった出来事で、焦ってしまい、焦れば焦るほど、手に汗が出てしまい途中で何を計算しているのかわからなくなりました。

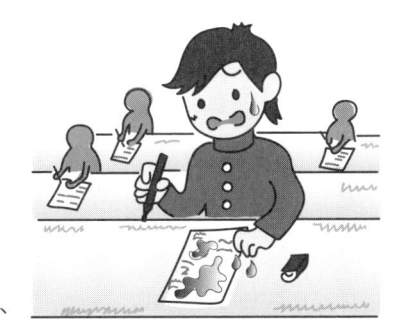

　模試の結果は散々で、お母さんや塾の先生は、「結果は悪いときもあるから気にしなくていいよ」と言ってはくれるものの、それ以来、外で受ける試験がとても怖くなってしまったのです。

　高校入試も控えている中、本番で汗が出てしまい実力を発揮することはできるのか、高校に落ちたらどうしようといろんな不安が頭をよぎって寝れなくなることもあるのです。

ケース 13 ● 制汗剤を何種類も買うので親から怒られる

　まさえさん（高2）は、私立のダンス部に所属する女子です。

　まさえさんが通う女子校は、中堅の私立の学校で、問題を起こさなければエスカレーター式に女子大に行けるタイプの学校です。ダンス部も練習はあるものの、週2回程度のみ。後はみんなで学校帰りに街に出て、楽しむ日々を過

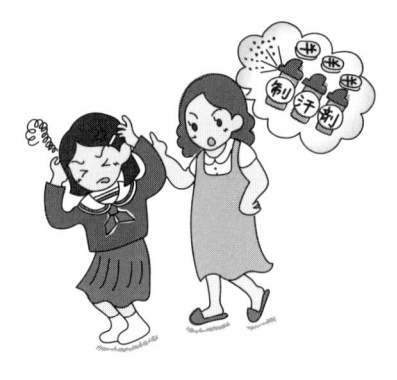

ごしています。

　ただし学校の規則は厳しく、高校生は原則バイトが禁止になっています。この高校に通う子は、お金持ちの子も多くバイトなどしなくてもお小遣いをたっぷりもらっています。まさえさんは、第一希望の公立の進学校に落ちてこの学校に来たため、それほどお金に余裕はありません。

　おしゃれな女子高校生たちは、ダンスの練習の後には、しっかりと汗を拭いて、制服に着替えますが、その際の話題は汗と「制汗剤」です。女子たちは、からかうようにお互いを匂い合い「くさい」「わ、これひどい」など言い合います。そしてスプレーの制汗剤をおしみなく一気に使い切ったりするのです。

　まさえさんは、手と足に人よりも多く汗をかいてしまいます。ダンスはシューズを履くので滑らなくていいのですが、練習を終えた後の靴下がすごい匂いになってしまうのです。自分ではあまり気づかなかったのですが、家に帰って靴を脱いだとき、「ちょっと、すごい匂い!!」と兄弟が絶句して、ようやく事態のひどさを実感したのです。

　確かにかいでみるとすごい匂いです。家に帰った後は、すぐに手足と靴下をさっと水洗いします。靴にも匂いがついていることもあるので、靴も頻繁に洗ったり、匂い取りの機械を誕生日に買ってもらったりと工夫しています。

　ともかく家ではどうにか対処できているのですが、部活後のダンス用シューズから制服の靴に履き替えるときが大きな山場なのです。練習後部室で靴を履き替えると匂いが充満するかもしれないので、いつもさっと制服に着替えて、ダンス用シューズのままトイレに行って制服の革靴に履き替えます。その際、制汗剤を大量に靴や靴下に吹きかけるのです。

　もちろん制服の中の汗も気になるので、トイレで拭き取り式の制汗剤で一通り体を拭いて、その後スプレー式のものも使って、カバーします。そのため、

すぐに制汗剤がなくなってしまうのです。

　ただでさえ、部活動の後は、みんなで街に遊びに繰り出すことが多く、飲食代が必要な上に頻繁に制汗剤を買うので、さすがに親から「汗で大変なのはわかるけど、そんなに制汗剤を何本も使う必要はあるの？」とくぎを刺されます。まさえさんだって、いつもお金をお願いするのは悪いなと思っているし、頼みづらいのに、毎回親から苦情を言われると、だんだんイライラしてくるのです。

ケース 14 ● スマホの指紋認証ができない

　ひろしさん（高１）は待ちに待ったスマホの iPhone を手に入れました。実は小学校まではきょうだいでスマホが共有されており、自分のものを持つのは初めてでした。高校入学のお祝いとして両親と祖父母が買ってくれたのです。

　ひろしさんはうれしくてうれしくてたまりません。さっそく友だちを誘って、いろんな機能を試そうとしました。お気に入りのアプリをダウンロードして……と思ったとき。

　ダウンロードがうまくできないのです。友だちも「え、簡単だよ。ほら、さっき指紋認証しただろ。親指とかをあてるだけだよ」と言ってくれますが、全然反応しないのです。

　友だちも不思議そうに説明書などを見てくれます。何度も試すのですが、まったくダウンロードできません。スマホを開くときも、指紋認証にしているのですが、やっぱり開きません。友だちも「これ、壊れてるんじゃねえ？　もしそうだとしたら早く取り換えてもらったほうがいいよ」とあきらめモードでした。

　しかたなく帰って一人で試してみることにしました。お父さんやお母さんのスマホで指紋認証の様子をじっくりと見てみても、ひろしさんと同じようにただ指を置いているだけです。何が違うんだろうと考え込ん

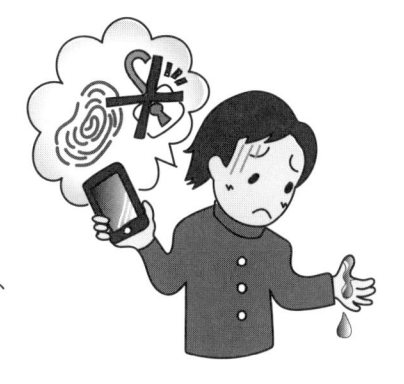

でいると、ひろしさんの姉がひろしさんの手先を扱って、「やっぱりね。ほら。ベタベタしてるんだよ。多分、汗で反応していないんだよ」と言いました。

　ひろしさんも自分の手をさわってみて、「そうかもしれない」と思いました。なんだかスマホを手に入れた喜びが半減してきました。

ケース 15 ● 海外の入国にてまどってしまう

　あきおさん（高2）が通う私立の高校では、高校2年の修学旅行はオーストラリアです。ホームステイをしながら現地に3週間滞在します。高校1年生からこの修学旅行のためにさまざまな学習をしてきます。あきおさんは、このオーストラリアの修学旅行にひかれて高校を選びました。

　修学旅行は、男子2人、女子2人の4人グループで行動します。あきおさんは班長です。1人の女子はあきおさんのお気に入りです。とはいっても、まだ恋愛とまではいかず、なんとなく気になる程度です。

　さて楽しみにしている修学旅行なのですが、あきおさんには悩みがあります。実は、あきおさんは全身と手に人よりも多く汗をかくのです。

　今までは制服でしたので、あまり汗の色が目立たなかったのですが、私服となると、汗の色が目立たない色の服を選ばないといけません。それも21日分。汗が目立たない色は、黒や白ですが、さすがにそればかり21日もちょっと……と。どうにか、それでもいろいろと工夫をして納得がいくようなTシャツを揃えました。

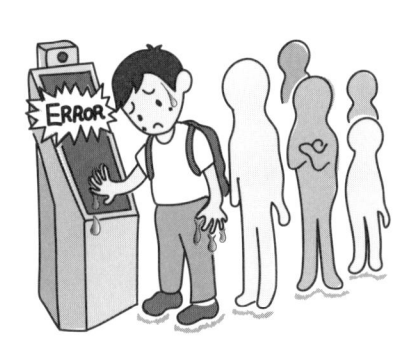

長時間飛行機に乗るので、制汗剤も欠かせません。飛行機に持ち込める液体は確か制限があったと思い、急いで調べました。機内に持ち込んでおかないと、出発直前に使用することや、機内のトイレの中で使用することができません。調べたところ100ミリリットル以下だとプラスチック袋に入れると大丈夫なようで

す。少しほっとしました。

　あきおさん自身ができる準備はすべて行って、いざみんなと出発。出国時の手荷物検査も問題なく通過。飛行機に乗る直前にトイレで制汗スプレーをかけて、準備万端。飛行機の中はみんなで和気あいあいと楽しく過ごしました。初の海外だったので、機内食も興味津々。みんな携帯のカメラで写真を撮りながら食べていました。機内では、まだ日本で上映されていない映画も見ることができて、大満足です。

　さてオーストラリアに到着後、入国の書類を書いて、パスポートコントロールに並びます。そこにあったのは指紋認証。前の人の通り何気なく、指紋認証を行おうとしたのですが、あきおさんの指紋が反応しないのです。

　一人だけ何度も何度もやり直しをさせられます。一緒に並んでいた友だちは簡単に済んですでにゲートの外にいます。あきおさんの後ろには列が長くなってしまいました。あきおさんはみんなから見られている気がして恥ずかしくてたまりません。もう逃げ出したいのに、指紋はやはり反応しないのです。

　あまりにも時間がかかるので、入管の係員は手を挙げて顔しかめて、通過してよいとの合図を出してくれました。どうにか入国できたものの、今までの興奮が一気に冷めて、早くこの修学旅行が終わらないかという思いと、帰りも同じことが起こるのかという不安で、あきおさんの気分はめいってしまいました。

ケース 16 ● 通学の電車の中で汗だくになってしまう

　さちさん（高1）は、希望の高校に入学することができました。今までは徒歩10分の中学校に通っていたのですが、高校は電車を3本乗り換えての片道1時間半の通学時間となります。第一希望に入れたので、1時間半なんか、大したことないと思っていました。

　さて、初めての通学の日です。朝6時過ぎに家を出て電車に乗ったのですが、途中から人がどんどん乗ってくる乗ってくる。初めて通勤ラッシュというものを体験しました。まったく身動きはできないし、隣の人と身体は密着するし、かばんは手から離れても落ちないぐらいギューギューなのです。

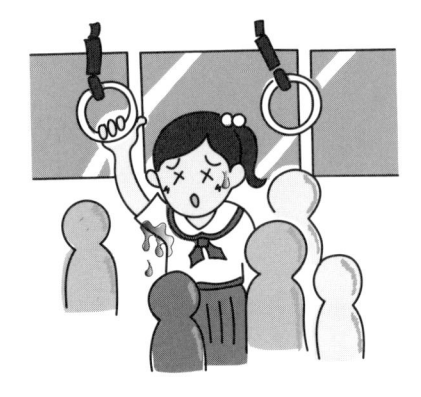

　４月は電車の中は冷房があまり効いていなく、気づけば汗が全身からあふれてきました。汗を拭きたいのですが、手を動かすこともできません。特にわきの汗がひどくて、制服のわきのあたりが見た目にもわかる感じで濡れていきます。早く手を下ろしたいのですが、つり革を持っていないと倒れてしまいます。

　どうにかこうにか電車を乗り継ぎ高校に着きましたが、全身ぐっしょりです。まさかこんなことになるなんて予想していなかったため、着替えも用意していませんでした。

　帰りもそれなりに人は混んでいましたが、朝の通勤ラッシュまでにはならず、普通電車を使って座って帰ることができました。

　次の日の学校は、早朝の各駅電車で行くことにしました。その代わり朝５時過ぎには出発しなければならず、片道２時間以上かかってしまいます。乗り換え３本のうち１本目は座って行けたので、昨日よりはマシだったのですが、２本目、３本目はやはり通勤ラッシュに突入。

　２日間通っただけでぐったりしてきました。朝電車の駅に行こうとすると、吐き気がするようになってきました。動悸も激しくなりその場で座り込んでしまいました。すぐにお母さんに電話をして病院に連れて行ってもらったところ、「パニック症状かもしれませんね」と言われ安定剤を処方されました。

　大好きな高校なのですが、このまま通学を続けられるかどうか迷っています。

ケース 17 ● 配布物を後ろにまわすときに困ってしまう

　さおりさん（中３）は、少しおとなしい女の子。地元の中学に通い、部活は家庭科部に所属しています。

　さおりさんには悩み事があります。それは、プリントやテストを後ろに回すことです。さおりさんは手に汗をかく手掌多汗症（第５章）を持っています。

気づくと汗で手が濡れていて、何度拭いてもプリントに汗がついてしまうことが多いのです。

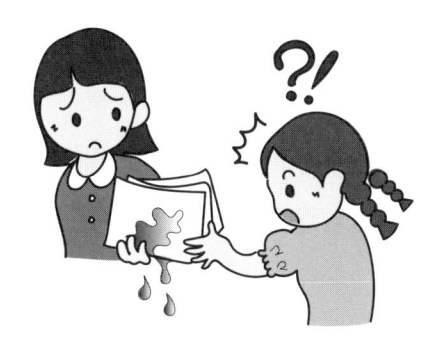

　自由な席替えの際は、なるべく一番後ろに座ってプリントを回さないで済むようにしています。ですが、今回の席替えは、自由ではなく抽選になってしまったのです。

　席は、前から５番目。ちょうど教室の真ん中あたりです。プリントが回ってくるときには、必ず先に手をハンカチでふいて汗を拭きとります。プリントをもらうときもカーディガンやワイシャツを手の先まで延ばして、なるべく素肌で当たらないように工夫します。ですが、それができない夏場がしんどいのです。

　さおりさんには苦い思い出がありました。小学校のときに一度配布物を後ろに回したとき、後ろの女子が「先生、なんかこれ濡れてます！　新しいのに変えてください」と大声で叫ばれて嫌な思いをしました。先生は、「そんなことないでしょ。紙は全部乾いてるよ」と言うと、「いいえ。ほら。ここ濡れてます。一枚だけじゃなくて。ここも。汚れているから変えてください」とその子はひきさがりません。先生が近づいてきて「あらホントね。濡れてるね。どうしたのかしら。じゃあ、新しいものに交換しましょう」と、新しい紙に交換してもらっていました。

　先生とのやりとりを聞きながら、さおりさんは、もしかして私の汗のせいかしら……と思ったのですが、恥ずかしくてそれを言い出すことはできませんでした。それ以来、プリントなどの配布物を後ろに渡すのが怖くなっています。夏の半そでの時期は、学校も休んでしまいたい気持ちなのです。

ケース18 ● 好きな人と手をつなぐことができない

　たけしさん（高3）は、野球部の４番でした。強豪校ではなかったのですが、

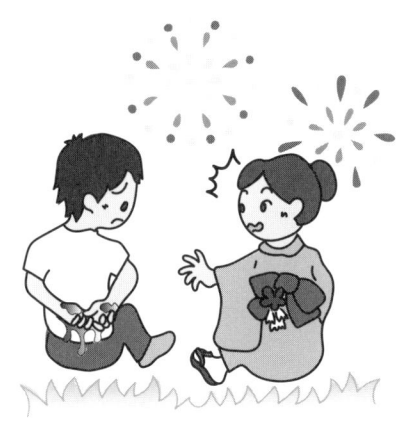

野球部の公式戦は全校をあげて応援に来てくれます。

高校 3 年、甲子園をかけた最後の夏。3 回戦まで勝ち進んだのですが、最後は接戦で負けてしまいました。その中でもたけしさんの活躍は見事なものでした。足も速く打撃力もあり、ここぞというチャンスでは、しっかりと結果を出してくれていました。たけしさんが打った際には、全校大盛り上がりです。「たけし」コールとともに、全員で応援歌を歌い、たけしの活躍をたたえます。たけしさんは学校のヒーローでした。

たけしさんは奢った様子がまったくなく、礼儀正しく穏やかな性格です。クラスでもみんなからの信頼が厚く、誰とでも分け隔てなく話します。そんなたけしさんに憧れを持つ女子も多いのです。今までもバレンタインデーのたびに多くのチョコレートをもらっていましたが、「部活に集中したいから」とすべて断っていました。

実は、それも事実なのですが、たけしさんは、人より多く汗をかくという問題があり、特に女子とは近い関係になることに対して抵抗があったのです。

引退が決まった頃、3 年間マネージャーとしてたけしさんを支え続けていた隣のクラスのめぐみさんから告白されました。今回も断ろうかとも思ったのですが、あまりにも熱心にアプローチされたことと、3 年間ともに過ごしてきたので気心も知れていたためついに承諾し、付き合うことにしました。

たけしさんは、女子と今まで付き合ったことがないので、どれくらいの距離感で何を話したらよいのか、正直わかりません。ただ、毎日彼女から電話がかかるので、それに付き合って一緒に話をします。また引退して放課後時間があるために、「一緒に図書館で勉強しよう」とめぐみさんから誘われると断れず、たけしさんも一緒に図書館で勉強をします。その繰り返しの日々を過ごしていま

した。

　秋頃になって、「お祭りがあるから一緒に行こう！」と誘われました。断る理由もないので、「いいよ」と返事をして駅で待ち合わせをしました。

　めぐみさんは、浴衣をきてお化粧をしています。今まで真っ黒な笑顔でマネージャーとしてグランドにいたときの様子とは異なっています。「きれいだね」と思わず本音がこぼれてしまいました。めぐみさんは、嬉しそうに「ありがとう」と言って、二人で歩き始めました。

　屋台で食べ歩きをしながら、楽しく過ごしました。お祭りのハイライトは花火です。草むらに座って花火を見ていると、ふいにめぐみさんがたけしさんの手を握ってきました。たけしさんは想定しておらず、自分の汗が気になりとっさに手を振り払ってしまいました。めぐみさんはびっくりしたようで、ショックを隠し切れない表情でした。たけしさんは、どうすればよいかわからず、「ごめん」とのみ伝えました。花火が終わり、二人は駅まで戻ったのですが、気まずい雰囲気のままその日を終えました。たけしさんは、どうしたらよいか頭を悩ましています。

ケース 19 ● 病院に行ったけどわかってもらえない

　ゆたかさん（高1）は、多汗症という言葉を最近知りました。中学の頃から汗が多いなと思っていたものの、部活のみんなも汗をかいているから、そんなものかとあまり気に留めていませんでした。

高校入学後、家が遠いため特に部活に入らなかったところ、運動をしていなくても汗が止まらないという事実に気づいたのです。

　「汗」「多い」などと調べると、さまざまな製品の紹介とともに「多汗症」という言葉が飛び込んできました。これは何だろうといろいろと調べてみると、まさに、ゆたかさんと同じような症状で苦しんでいる人

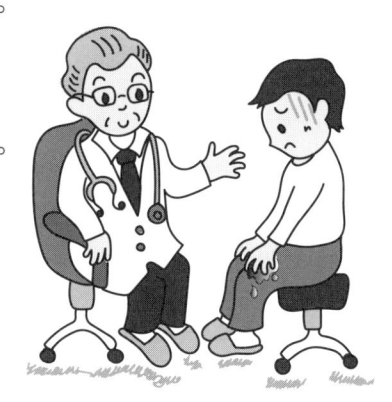

が多いことを知ったのです。

　ゆたかさんは「手」の汗の問題に苦しんでいましたが、世の中にはいろいろな種類の汗の問題があるということも知りました。「多汗症は、難病とされているからまずは病院に行って相談しましょう！」というコメントを読み、自分は病気なんだとわかってすっきりしました。

　まずは、家族に「皮膚科に行きたい」と伝えると、「何か湿疹ができたの？」と聞かれました。「いいや。汗だよ」と言うと、「汗？　何のために皮膚科に行くの？」と怪訝な顔をされます。父親は「昔は汗をかく人は男らしいと言われたものだよ。汗は努力の勲章だからな。汗ぐらいで気にする奴があるか」と相手にしてくれません。

　家族の反応に苛立ちながら、ネットの記事などを家族に見せて、「ほら、ここに多汗症って書いてるでしょ」と半ば強引に読ませると「へー。汗で困っている人もいるんだ」と他人ごとな反応ながらも、記事は読んでくれました。そしてゆたかさんが「病院行くからね」と言うと、「じゃあどうぞ」と言って、病院代をくれました。

　さて、次の日、期待と不安を交えながら、近くの皮膚科に行き、手の汗のことを話しました。すると先生は手を見て「これはあまりひどくないね。ひどい人はもっとひどいからね。汗がしたたり落ちるほどなんだよ」「とりあえず、塗り薬出してみるから効果をみてみましょう」「手の汗は、精神的発汗とも言われるぐらい気持ちが関係するからね。リラクゼーション法などもやってみてね」と言われました。

　ゆたかさんは、なんだかがっかりしました。今までの自分の大変さをわかってくれて、解決方法を教えてくれるのかと思ったのに、「大したことない」「気持ちが関係」など、結局は家族が言う言葉と変わらないのではないかと怒りさえわいてきました。ただ、薬をもらったので、これで治るのなら……と期待して毎日つけてみたものの、即効性には乏しく、状況は変わりませんでした。

　せっかく勇気を持って病院に行ったのに。なんだか裏切られたような気持ちですし、今後は誰に相談してよいのかわからなくなりました。

ケース 20 ● バスケの試合で実力が発揮できない

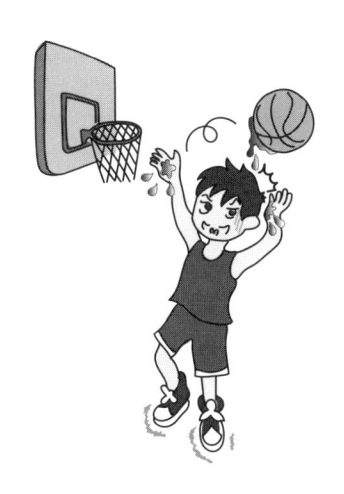

　こうたさん（高2）は、強豪校高校のバスケット部に所属しています。

　こうたさんは、中学時代からバスケ部のエースで、高校はバスケの強豪校に行ってインターハイを狙いたいと思っていました。全国の高校からスカウトが来て、最終的には東北の強豪校に進学することにしました。そこのバスケ部は全国から有名選手が集まっており、部員は120名にもおよびます。

　バスケ部は朝練、昼練、夕錬と、一日多いときには5時間以上におよびます。また夏の合宿はほぼ一日中練習試合や公式戦の連続です。

　こうたさんは実力があったものの、全国から集まってきているメンバーの中では簡単に頭角を現すことはできませんでした。同じポジションの選手は30人ぐらいいるのです。特にスタメン以外は、一試合ごとが勝負で、チャンスをもらえた数分でいかに結果を出すかで次のチャンスをもらえるかどうかが決まってきます。

　こうたさんは仲間たちとも切磋琢磨し、どんどん実力を上げていきました。身長もさほど大きくなかったために、ドリブルやディフェンス、スリーポイントシュートなどは人一倍努力して、誰にも負けない自負がありました。ところが、試合になると、いつものようにボールがコントロールできないことに気づいたのです。公式戦では、新しいボールを使うことが多く、ボールが汗で滑るのです。

　こうたさんは手足に人より多くの汗をかきます。今までも多汗でやりづらさは感じていたものの、ここまではっきりとボールコントロールできないことは初めてでした。ドリブルしても滑ってしまい、シュートをはなっても、汗でまったく違う方向に飛んで行ってしまうなど、数分のチャンスのみでは成果を示すことができませんでした。

　バスケのユニホームはナイロンで手の汗を拭きとりにくく、自分ではもうど

うしようもできないと感じました。まわりに「汗が……」と相談してみたものの、みんなも汗をかいているので、誰も真剣には取り扱ってくれません。どうしたらよいかわからず、結局はバスケのモチベーションも下がってしまいました。

 ## 思春期と汗の問題

思春期の特徴

　思春期とは、「身体の第二次性徴の始まりから終わりまで」を指します。思春期は、第二次性徴が始まる時期であり、身体的にも精神的にも疾風怒濤の時期と言われています。先の学童期の後半が思春期の準備段階といえます。

　女性も男性も性ホルモンの分泌が始まり、女性は乳房が発育し、陰毛、わき毛が生えてきて、そして初潮が始まり、女性らしく丸みを帯びた体型へと変化していきます。

　男性は性器が発達し、陰毛やわき毛やひげなどが生えてきます。のどぼとけが出てきて、声変わりが行われ、身長や体重が急激に伸びたり増えたりします。また夢精を通して精通が行われます。体つきは、筋肉の量も増えてくることから、今までの子どもっぽい細い体つきから、いわゆる固くてごつごつした体つきへと変化していきます。

　思春期の第二次性徴は、変化が大きく、子どもたちはこの変化の受け入れに戸惑いを感じます。異性への興味や恋愛感情も性的な衝動性とともに大きくなります。ケース18のたけしさんも恋愛がテーマとなっています。

　このような体の変化も含めて、子どもたちは自らの秘密を親や大人ではなく、友だちに相談していくことが多くなります。学童期の後半から親よりも「友だち」を重視し始めますが、思春期になると相談事も含めて「友だち」の存在が一層大きくなるのです。

思春期の日常：友だちとの関係

　一方思春期は、女子に顕著ですが同じ趣味などでの仲良しグループ（チャム

グループと言います）が登場します。例えば、好きな歌手、俳優、スポーツ選手が共通であった場合、その好きなものでつながったグループができていきます。

　趣味などを通して一体感を獲得する半面、同調圧力が強いこともこの時期の特徴となります。みんなと一緒でないと外されてしまう、居場所がないように感じてしまう時期です。ケース 10 のあきらさんやケース 13 のまさえさんは、本当は友だちの誘いを断りたいのかもしれませんが、みんなと一緒でないと外されてしまうという不安があるのかもしれません。

　第二次性徴が落ち着いた高校生頃になると、同質性を重視する仲間集団のチャムグループから異質性も受け入れる成熟した仲間集団（ピアグループと言います）に移っていきます。

思春期の日常生活と発達課題

　さて、以上を踏まえて、エリクソンの発達課題[1] を見てみましょう。

　エリクソンは、思春期も含めて「青年期」と呼んでいます。この時期の発達課題は自我同一性（アイデンティティ）の確立です。自らの生き方を模索する時期と言えるかもしれません。自分と他者との違いを意識しながら、自分とは何かを考えていき、自分らしさを確立していくのです。

　そのためには、大切な友人やまわりの大人からありのままの自分を受け入れられるという経験が必要です。偽りのない自分を理解してくれる周囲がいるからこそ、自分らしさを表現することができるのです。

　しかし、周囲から孤立して、自分は何のために生きているのかわからないという孤独が高まったときに危機が訪れやすいとも言えます。

　このような発達的特徴を踏まえて汗のことを考えてみましょう。

思春期における汗の問題の影響

　例えば、わきがの原因であるアポクリン汗腺（第 4 章）は第二次性徴期以降に発達していくために、この時期から急に多汗を経験する人が増えてくるかも

しれません。今まで抱えたことのない「悩み」と向き合うことになるのです。

　特に思春期に入ると、親との心理的距離は徐々に離れ、自立に向かっていますので困ったことなど友だちに相談するはずですが、内容的に伝えづらいことが予想されます。ケース16のさちさんのようにわきの汗についても相談しづらいものです。そうした場合、誰にも相談できず一人で抱え込むケースも出てくるのです。

　またこの時期は、興味や趣味を共有する仲間集団としてのチャムグループで行動することが増え、「みんなで同じ」趣味を持ったり、みんなで同じところに出かけることを好みます。例えば、みんなでディズニーランドに行って、手をつないでジャンプしながら写真を撮るなど、誰かが提案したら、それを断ることには勇気がいります。手をつなぐことを断った場合、それを尊重してもらえる関係であればいいのですが、同調性を求められすぎて「え、なんで一緒にしないの。ノリ悪い」と嫌悪感を持たれることもあるかもしれません。

　本来であれば、ギャングエイジの時期に、仲間集団を通して、主張し合ったり、仲直りしたりという対人関係を経験します。これらを通して自身の価値観を相対化したり、倫理観や規範を身につけたりしていきます。その上でチャムグループを通して価値観の共通性を求めてくるのですが、そもそも最近の子どもたちはギャンググループの経験がないままチャムグループを経験することが増えています。そのため、自分と異なる価値観に出会ったときに、お互い主張し合ったり、妥協したりということが苦手なのです。

　例えば「手をつないでジャンプしない」という、自分とは異なる価値観に出会ったとき、その価値観を受け入れたり、その理由を想像したりすることなしに、排他的な対応をしてしまうことが出てくるのです。

　汗の悩みとの関係でいえば、そもそも汗に関する相談を友だちに行うことも難しく、勇気を持って相談したとしても、理解してもらえない可能性もあります。友だちは自分とは異なる他者の状況を理解できず、期待していた態度をとってもらえないかもしれません。

　ケース20のこうたさんは、友だちに相談してみましたが、あまりわかって

もらえませんでした。そうすると集団の中にいても、うわべで友だちと合わせているだけで、誰からも理解してもらえない孤独感が増していくのです。また、相談したくても、ケース 17 のさおりさんのように、過去に友だちからの発言で嫌な経験をすると、相談をためらってしまうかもしれません。

　汗を含めた「私らしい生き方」をできることが望ましいのですが、周囲から受け入れられることなしでは、「私らしさ」を自分で認めることが難しいのが実情かもしれません。

　ケース 11 のあやねさんやケース 12 のせいじさんのように汗で実力が発揮できず、周囲からの期待に応えることができないと、理想の自分と現実の自分のギャップに悩むこともあるでしょう。

　この時期の汗の悩みは、周囲が思っている以上に大きいものなのです。

まわりの人ができること

　学童期以上に思春期には、何事も親に相談することは少なくなってきます。だからこそ、汗についてどのようなことで困っているのかを知る手立ても少なくなってきます。

　この時期に大切なことは、適切な情報を伝えることと、自分で交渉できる力をつけてもらうことでしょう。どのタイミングでもかまわないと思うので、汗に関して取り上げてみるとよいでしょう。小さい頃から汗に関する自己理解が進んでいる場合は、困りごとを一緒に考えてあげると子ども自身で先生に相談するなど自分に必要な支援を得るよう動き始めることができるでしょう。

　しかし、思春期になって初めて自分の汗について気づくこともあります。その場合、誰にも相談できず一人で苦しんでいるかもしれません。子どもが制汗剤の話をし始めたり、洗濯の量が増えたり、靴下の匂いを気にしはじめたら、家族から汗についての話題をしてみるとよいかもしれません。または本書や汗の問題のパンフレットなどをテーブルの上に置いておくのもよいでしょう。もし本人が気になっているのであれば必ず手にとって見ることと思います。

　また、最近ではネットで同じ悩みを持つ人の集まり（例えば多汗症サポート

グループ）とつながることも可能です。まずは本人に自分の状態を「しる」機会を持ってもらいたいものです。その上で、親が一緒に考えたり、主治医の先生と一緒に考えたり、学校の先生や部活の先生、多汗症を持つ仲間たちと一緒に考えたり、学校の友だちと一緒に考えたりと子どもが相談しやすい人を作って行けるサポートネットワークができるとよいでしょう。

　とはいうものの、主治医の先生を見つけることも思った以上に大変かもしれません。ケース19のゆたかさんのようにせっかく病院に相談に行ったものの、期待していた反応を得られず、悔しい思いをすることともあるかもしれません。そのような場合も想定して、医師とも「相性」があることを伝えながら、信頼できる病院を見つけてほしいと思います。

　子どもの中には、汗が多いことを一人で隠そうと努力している子もいるかもしれません。その場合はそっと見守りながらも、学校の先生には子どもの家での様子を報告しておくとよいでしょう。その際、多汗症のパンフレットなど客観的な資料を渡すと先生も理解しやすくなり、学校でも様子を見守ってくれることでしょう。子どもたちから発信するSOSを上手に拾いながら、彼らの困り感を軽減する手伝いができるとよいでしょう。

　ケース14のひろしさんやケース15のあきおさんもまだ相談はできていないようですが、彼らが相談したい、または相談してもいいんだと思える環境を周囲は作っていきたいものです。

4　青年期（おもに大学生・専門学校生）の困りごと

　大学や短期大学、専門学校などに進学する青年期の時期には、授業やサークル活動といった学校に関連する活動に加えて、アルバイトやインターンシップ、就職活動などのように活動の幅が広がっていきます。それにともなって、関わる人々の数や幅も増えていきます。

　この年代の人たちにとっての汗に関する困りごとには、どのようなものがあるでしょうか。

青年期の困りごとのそれぞれ

ケース 21　大学生活のスタートでつまずいてしまう

　陽菜さん（18歳）は希望の大学に合格し、この春から東京でひとり暮らしを始めました。

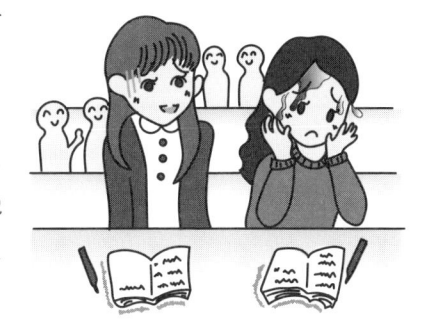

　新学期初日の今日は、履修ガイダンス（履修の方法をはじめとした大学生活の説明）が行われます。陽菜さんは教室に入って席に着きましたが、まわりに知っている人は一人もいません。

　「緊張しちゃうな。それにちょっと厚着しすぎたかも」。今日は4月にしては気温が上がりだいぶ暖かい日になりましたが、ガイダンスの終了は夕方までかかるようだったので、帰りに寒くないようにニットを着て来ていました。

　「ここ座っても大丈夫ですか？」。ふと後ろから、女子学生に話しかけられました。「あ、どうぞ」。陽菜さんがあわてて答えると、女子学生は陽菜さんの隣の席に着きました。

　「途中で電車が遅れたから、間に合わないんじゃないかって焦っちゃった」「全学科合同のガイダンスだから人が多いね」「やっぱり大学の教室って大きいんだね」。

　女子学生は人なつっこく次々と話しかけてきますが、陽菜さんは答えるどころではありません。急に話しかけられてびっくりしたのと、あわてて答えたのとで、顔から汗が吹き出してきていることを感じたからです。

　「いやだ、どうしよう。初対面なのに、こんな汗だらけの顔を見られたくない」「せっかく話しかけてきてくれているのに何か答えないと」。いろいろな思いを浮かべていると、「あ、ごめんね」。隣の女子学生は、陽菜さんが話しかけられるのを嫌がっていると思ったのでしょうか、黙り込んでしまいました。

　「そうじゃないのに」。陽菜さんは、緊張と厚着があいまって吹き出した顔の

汗に気をとられ、返答ができなったのですが、女子学生には誤解されてしまったようです。陽菜さんは大学生活を楽しみにしていた気持ちが急にしぼみ、この先の大学生活が心配になってしまいました。

ケース 22 ● 大教室の真ん中の席に座りたくない

　大学生の葵さん（21歳）は、来週にせまった「文学」の学期末試験のことを考え、憂うつな気分を抱えていました。と言っても、試験ができるかどうかではありません。

　子どもの頃から本を読むことが好きだった葵さんにとって、一般教養科目の「文学」はとてもおもしろい授業で、毎回予習をして授業にのぞんでいましたし、時には授業後に先生に質問するほど熱心に勉強してきました。葵さんを憂うつな気分にさせているのは、「試験のときの座席」です。

　中学生の頃から、全身、特に背中に多く汗をかいてしまうことに困ってきた葵さんにとって、その背中の汗が人に見られてしまうことは避けたいことなのです。

　幸いにもこの授業は１限目で、普段は来た人から空いている席に座ることができるため、葵さんは授業の30分前には教室に着くよう登校し、一番後ろの席に座っていました。しかし、試験のときには、学籍番号順に指定された座席に座らなければなりません。

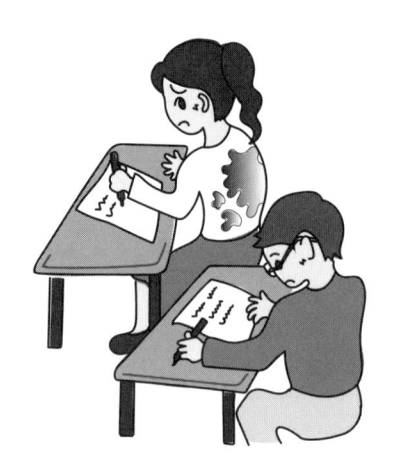

　試験の時間割と同時に公開された座席表を見たところ、葵さんの座席は教室のちょうど真ん中あたりの、後ろにも多くの学生が座る位置でした。「試験中に汗が出ちゃったらどうしよう」「この教室は階段状になっているから、後ろの席から前の席の人の背中がよく見えるんだよね」。

　中学生の頃に後ろの席の生徒から、「背中濡れているけど、どうしたの？」とびっ

くりされたことを思い出します。

　「もういっそのこと、試験は休んでしまおうか」。葵さんは熱心に勉強を続けてきた授業ですが、試験中の座席のことを考えると、背中の汗を他の学生に見られることを思うと、試験を受けずに休むことも考えています。

ケース 23 ● 不意の握手にたじろいでしまう

　大学 2 年生の拓海さん（20 歳）は、アメリカの大学に留学して 3 か月がたちました。

　高校生の頃から海外留学をしてみたいと考えていた拓海さんは、日本の大学を選ぶ時にも、交換留学制度のあることを条件に希望校を決めていました。アメリカでは、大学の紹介でホームステイをしています。

　英語での授業を理解することや、たくさんの課題やレポートをこなすのは大変ですが、充実した毎日を過ごしています。また、日本とは違う習慣や文化を実際に体験できるホームステイでの生活も、拓海さんが期待していた以上に楽しいものでした。

　そんな拓海さんにとって、一つだけ思っていなかったことがありました。それは、握手が多いことです。いえ、ある程度は知っていて、例えば「初めまして」の挨拶として握手をすることは知っていたのですが、話が終わって別れるときにも「さようなら。ありがとう」の挨拶としても手を握ることは思ってもいなかったのです。

　これは、手の汗で悩んでいる拓海さんにとってはつらいことでした。最初の握手は、相手に会う前にずっとハンカチを手に持っているようにすることである程度は汗を避けることができます。しかし会話の後に、さっと相手から手を差し出されると、いまだにたじろいでしまうのでした。

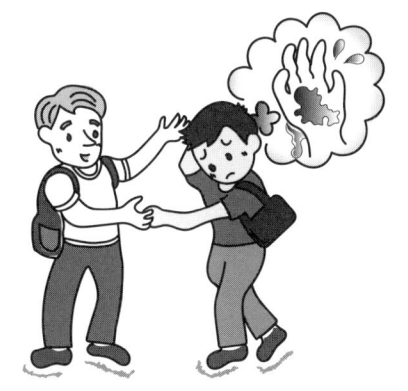

ケース 24 ● 就職活動に踏み出せない

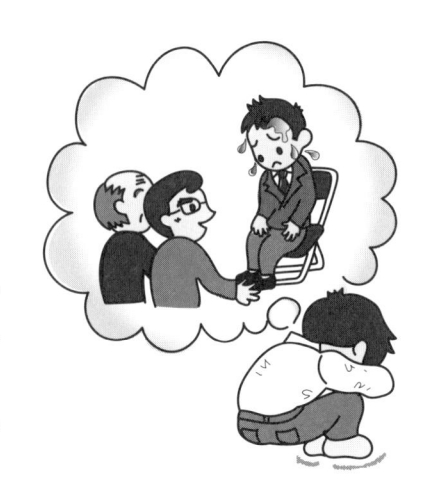

　大学 3 年生のこの 1 年、駿さん（21歳）は、汗をかいてしまうことを気にしていました。両親にも相談したこともあるのですが、「緊張したときに汗をかくのは当たり前、みんな同じだよ」「そんなこと気にするな」と取り合ってもらえませんでした。

　確かに、緊張すると汗をかくのは他の人も同じなのかもしれないですが、駿さんはその汗の量が人よりもずっと多いのです。しかしそれも、「気のせいだよ」「気にするから多くなるんじゃないか」と言われてしまいます。

　駿さんは、関心を持った就職先を見つけても、そこでの仕事には顔の汗が気になる場面があるのではないかと考えてしまったり、それ以前に就職活動では避けては通れない面接試験のことを考えてしまったりしていて、何もできないまま時間が過ぎてしまっているのです。

　そういった迷いや悩みを友人たちや両親に話しても、取り合ってもらえないのではないかと思うと、誰にも相談できずに一人で抱え込んでいます。

ケース 25 ● 伝票が湿ってしまうのでアルバイトがこわい

　「いやだ、なにこれ」。目の前に湿った紙を差し出され、美咲さん（19歳）はハッとしました。

　美咲さんは短期大学に入学した先月から、自宅近くのコンビニエンスストアでアルバイトをしています。まわりに学校や会社も多い駅前にあるため、どの時間帯のシフトに入ってもお客さんの多いお店です。そのためいつも忙しくて大変ですが、始めて 1 か月がたって、商品陳列やレジといった仕事内容にも慣れてきたところでした。

　ところが、このお客さんから出された振込伝票は、美咲さんには初めて取り

扱うものでした。そこで長く勤めている他の店員に聞きながら処理することになりましたが、その間にもレジにはどんどんお客さんが並んでいきます。

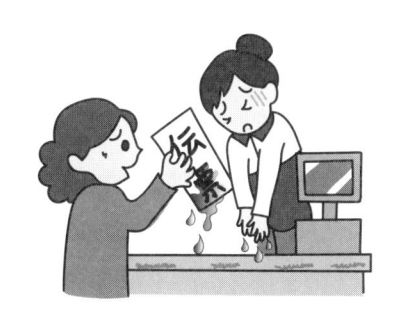

　商品陳列を担当していた店員も空いていたレジに入ってくれますが、追いつきません。美咲さんは焦りながら、でも間違えないようにと何とか処理を終えて、伝票の控えをお客さんに返したところでした。目の前に差し出された湿った紙は、この伝票の控えでした。

　美咲さんは子どもの頃から突然手に汗をかいてしまうことがあり、気がつくとさりげなくハンカチで拭くようにしていました。コンビニエンスストアでのアルバイトを始める時にも不安を感じていたのですが、美咲さんの手の汗は掌^{てのひら}が多く、レジや陳列で商品を扱う時は主に指先を使うため、仕事に支障はなさそうで安心していました。

　ところが今回の伝票は、他の店員に聞いたり処理を戸惑ったりして気づかないうちに、汗をかいた掌でさわってしまっていたようです。焦ったことも汗をかいた原因のようにも思います。

　「申しわけありません」。何とかおわびの言葉を口にすると、お客さんも「何でこんなに濡れているの？」と驚いた後は、美咲さんの今にも泣きそうな表情に気づいた様子で「いや、別に何かに使うわけではないからいいけど……」と気まずそうにしています。

ケース 26 ● 接客中に汗を見られたくない

　今年専門学校に入学した翔さん（18 歳）は、6 月からファミリーレストランでアルバイトをしています。いつも混み合うこのお店で、てきぱきと動くことや、多くの料理を一度に運ぶことができる翔さんは、アルバイト仲間からも頼りにされています。

　10 月のある日、今日も翔さんは接客に大忙しです。

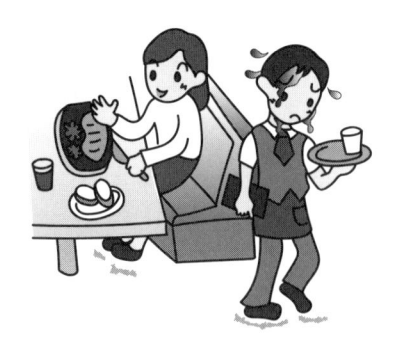

「あ、まずい」。両手にトレーを持って料理を運んでいた翔さんは、自分の額に汗が吹き出したことを感じ、あわてて手をのばし気味にして、トレーを顔から遠ざけました。少し歩くスピードを遅くして、お客さんのテーブルまで運びます。「お待たせいたしました。ハンバーグのお客さま……、パスタのお客さま……」と、汗が下に落ちないように、できるだけ顔を動かさずにテーブルに並べます。何とか料理を並び終え、ほっとしてキッチンに戻りつつも、翔さんの頭のなかは汗のことでいっぱいです。

　翔さんが、自分の頭や顔の汗の量が他の人よりもずっと多いことに気づいたのは小学校高学年の頃でした。きっかけは、サッカークラブの友だちに、「おまえ、すげー汗だな」「こっちにも飛んでくるよ」と言われたことでした。友だちの何気ない言葉でしたが、翔さん自身はそれ以降、汗が多いことを気にし続けてきています。

　夏の間は冷房が効いていたためか汗で悩むこともなかったアルバイトですが、これからの時期をどうしようか、お客さんの前に出るフロアでの接客ではなくキッチンでの仕事に変えてもらうことはできるのだろうか、それともこのファミリーレストランでのアルバイトはやめておいた方がいいのかなど、翔さんは考え、迷ってしまっているのです。

ケース 27 ● 好きな洋服が選べない

　大学１年生のおしゃれ好きなさくらさん（18歳）は、制服のない大学生活が始まってから、コーディネートを楽しむ毎日を過ごしています。

　大学に入って半年が過ぎた今は、新しくできた友だちと一緒に、学校帰りにショッピングに行くこともあります。たいていはウィンドーショッピングですが、おしゃれ好きなさくらさんにとっては、本当に気に入ったものを選ぶのも

大きな楽しみです。

　アルバイトのお給料が入った今日は、秋物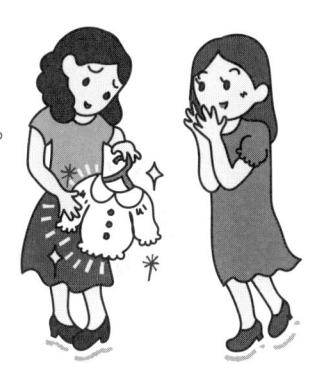
の洋服を買おうとショッピングに来ました。
「これいいなぁ。でも……」さくらさんがブラ
ウスを手にとって見ていると、それに気づい
た友だちが「わぁ、それ、さくらさんに似合
いそう」と言ってくれます。

　「さくらさんは、色が白いからベージュは似
合うよ」「そ、そうかな」

　二人の会話を目にした店員さんも近づいてきて、「お似合いだと思いますよ。
ご試着されますか？」と声をかけてきました。「いえ、いいです」と店員に伝
えるさくらさんに、友だちは「え、いいの？　着るだけ着てみればいいのに」
と勧めながら、さらに「どうして？」と尋ねます。

　さくらさんが「私、汗っかきだからさ、ベージュとか淡い色の服は汗が目
立っちゃって嫌なんだよね」と答えると、友だちは「でもあのブラウスは秋物
だよ。着るのは涼しくなってからなんだから大丈夫だよ」と言ってくれながら
も不思議そうな表情をしていました。

　友だちに詳しくは話せませんでしたが、さくらさんは夏に限らず一年中、脇
や背中にたくさん汗をかいてしまうのです。汗を吸収する下着を着たり、パッ
ドをつけたりといろいろ試してきているのですが、それ以上に汗が多いので、
洋服に染みてしまうこともしばしばです。そのため、ブラウスやＴシャツなど
の薄手のトップスを着る季節には、汗の目立つ淡い色のものを選ぶことはでき
ないのです。

　汗のことさえなければ、友だちが言ってくれたように自分には淡い色が似合
うことも、さくらさん自身もわかっているし、好きな色でもあるのですが。

ケース 28 ● デート中に恋人の手がにぎれない

　大学 2 年生の大輝さん（20 歳）は、大学でテニスサークルに所属しています。

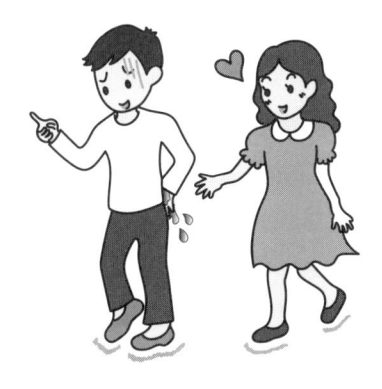

　大輝さんには１年生の頃から気になっている同学年の七海さんがいます。ゴールデンウィーク中にサークルメンバーで行ったバーベキューのときにふたりで話したところ、大輝さんと同じく七海さんも映画好きなことがわかりました。それからは、サークル活動の後や、授業の空き時間に話をするようなり、休日に映画を見に行ったり、食事をしたりと二人の交際は順調に進んでいます。

　七海さんは、大輝さんが思っていた以上に一緒にいて楽しい女性でした。大輝さんは、次は七海さんと一緒にどこに行こう、何をして過ごそうと考えるだけわくわくする毎日でした。ただ一つの心配をのぞいては。

　先週の週末、大輝さんと七海さんは映画を見た後に、どこかでお茶を飲もうとお店を探しながら歩いていました。天気のいい休日だったので、街中にはおおぜいの人であふれていました。すると、並んで歩いていた七海さんが、手をつなごうと大輝さんの方にさりげなく手を伸ばしてきました。

　七海さんの手を握ろうとした大輝さんの頭に、ふと中学生の頃の思い出が浮かびます。とっさに、「あのお店はどう？」と少し前にあるカフェを指して、七海さんの手を握らずにごまかしたのでした。

　それは大輝さんが中学１年生のときのことでした。「大輝くんって、なんでこんなに手がべたべたしているの？」「そうだよー。わたしの手もぬれちゃって気持ち悪い」

　体育祭で踊るダンスでは、クラス全員が手をつないで輪になってくるくるとまわります。大輝さんと手をつないでいた左右の女子生徒が大輝さんに尋ねます。「なんで？」と聞かれた大輝さんですが、大輝さんにもなぜなのかはわかりません。

　でも、女子生徒に「気持ち悪い」と言われたことは、大輝さんにとっても「嫌な思い出」となってしまいました。そのため、それからの大輝さんは、な

るべく人と手をつなぐことは避けてやり過ごしてきました。

　しかし、七海さんとの交際では、避け続けることはできるとは思えません。何より、大輝さん自身が七海さんと手をつなぎたいのですが、七海さんに嫌がられるのではないかということが心配でたまりません。

青年期と汗の問題

青年期の特徴

　子どもから大人へと移行する青年期は、身体的にも心理的にも不安定な時期であるため、アメリカの心理学者ホール[2] は「疾風怒濤」の時代と呼びました。受験や進学、就職といった人生において重大な選択を求められる機会が次々と訪れることや、行動範囲や人間関係が広がることも青年期の特徴といえるでしょう。

　エリクソンの心理社会的発達理論[1] によると、青年期の発達課題は「自我同一性（アイデンティティ）の確立」であるとされています。

　自我同一性（アイデンティティ）とは、「自分とは〜である」という確信です。青年期には、まわりの人々との関わりを通して、「自分とは何か？」「自分らしさとは何か？」といった「自分というもの」について考え、悩みながら自我同一性を確立させていくことになります。

　言いかえれば、青年期は自我同一性を確立する途上であり、自分自身による確信が持ちきれない時期であるため、他者からの影響によってゆらぎやすい時期でもあります。

青年期の日常と発達課題

　これらの青年期の心理的発達や発達課題を、青年が経験する日常生活や社会生活と照らし合わせてみていきましょう。

　学校生活（大学や短期大学、専門学校）では、自分が関心のある学問（授業・科目）を選び、組み合わせて学ぶことになります。それらの学びの中で、自分がどうなりたいか、どのような進路を進むのか、職業を選ぶかも取捨選択して

いくことになります。また、海外留学などによって学びを発展させる機会もあることでしょう。

　青年期の学びには、サークルや部活動、ボランティア活動、アルバイトやインターンシップなどのさまざまな活動も大切な役割を担っています。これらの活動を行う中で多種多様な人々と関わることは、青年期の心理的成長や自我同一性の獲得において欠かせないものとなります。

　アルバイトやインターンシップは、卒業後の進路や職業の選択に向けてのキャリア意識の形成にも影響をおよぼすことでしょう。

　アルバイトという職業経験は、青年期の学生にとって身近なものであり、令和2年度の調査[3] では、大学の昼間部に通う大学生の80.7%、短期大学生の77.7%の学生がアルバイトをしていることが示されています。

　職種別でみると、授業期間・長期休暇中のいずれでも最も多い職種は「飲食業」で43.2%（授業期間）・42.9%（長期休暇中）、次が「販売」で25.3%（授業期間）・25.5%（長期休暇中）であることも示されています。

　これらのことから、青年期には約8割と多くの学生が、ファーストフード店やファミリーレストラン、コンビニエンスストアといった接客をともなうアルバイトを経験していることがわかります。

青年期における汗の問題の影響

　青年期において、汗の問題は心理社会的発達にどのように影響をおよぼすのかについて、エピソードを通してみていきましょう。

　一つ目には、洋服（ケース27さくらさん）、授業（ケース22葵さん）、海外留学（ケース23拓海さん）、アルバイト（ケース25美咲さん、ケース26翔さん）、就職活動（ケース24駿さん）のように、汗の問題があるために自分がやりたいことができなかったり、選べなかったりすること、そのために活動や経験の幅をせばめてしまうことがあげられます。

　自分の関心があるものや好きなものを選ぶこと、それらの活動や経験をすることは、自分らしさや自分というもの考え、自我同一性を確立していく中で大

切なプロセスになります。

　しかし、汗の問題を抱える人の中には、何かを選ぶときに、自身の関心や好きということよりも汗の影響（の有無）が基準になってしまうこともあるようです。

　二つ目には、友人関係（ケース 21 陽菜さん）、恋愛関係（ケース 28 大輝さん）といった対人関係において、関係づくりや関係を深めることに支障をきたしてしまうことがあげられます。

　学校という場を取り上げると、同じ学校から進学する人もある程度いることがそれまでの進学（小学校から中学校、中学校から高校）とは違い、高校からの進学ではケース 21 の陽菜さんのように知り合いがまったくいないことも多いでしょう。そのため、対人関係を 1 からスタートさせる関係づくりが必要となります。その第一歩は誰もが緊張するものですが、ケース 21 の陽菜さんの場合には、汗がさらなる支障となってしまっています。

　活動の幅が広がる青年期には、新しく始めようとするサークルやアルバイトなどのさまざまな活動の場で、それぞれ対人関係づくりが必要になります。汗の問題を抱える人にとって、青年期は他の世代に比べて、関係づくりにおける緊張や不安といった心理的負担を感じる機会が多いともいえるでしょう。

　また、汗の問題は対人関係の始まりだけでなく、ケース 28 の大輝さんのように関係を深めるときにも支障をきたしてしまう場合もあります。

　身体的な接触は、恋愛関係に限らず友人関係などの対人関係でも、関係の深まりとともに増えるものです。汗の問題を抱える人は、汗が多いことを相手にどのように見られるかであったり、何を言われるかであったりと、自分自身の汗に対する反応に不安があることも多く、そのために身体的な接触を躊躇したり避けたりすることによって、対人関係の深まりを妨げてしまう場合もあるでしょう。

 ## まわりの人ができること

　青年期は、それ以前から汗の問題を抱え続けてきていて、その中で他の人か

ら自分自身の汗について指摘されたり、からかわれたりして嫌な思いを経験している人も多くいます。このような経験は、他の人の目が気になったり、自尊感情がゆらぎやすかったりする青年期の対人関係にも影響をおよぼします。

　その一つが、汗で悩んでいても、他の人にどう思われるだろう、嫌われるのではないかなどの思いから、親しい友人や恋人、親や家族であっても、自身の悩みについて話したり、相談したりすることが難しいことでしょう。

　まわりの人ができることとしては、汗についての不用意な言動は避け、本人が嫌な思いを重ねないようにすることが第一と言えるでしょう。この不用意な言動には、「たいしたことない」「気にしすぎ」「汗をかくのは誰も同じ」などのように汗の問題を軽くあしらわないということも含まれます。そのためには、まわりの人たちも汗の問題に関して正しく理解する必要があります。

　また、自分について生じている問題について悩み、それを自分自身の力で解決していくことも、自我同一性を確立させるためには大切です。そのため、まわりが先回りしすぎずに、本人なりの解決を見守る姿勢も必要になるでしょう。

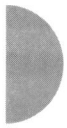 5　成人期（おもに社会人）の困りごと

　成人期とひとことで言っても、これまでの時期とは違い 20 歳代からの数 10 年間と長い期間が含まれるため、この時期の経験は人それぞれになるでしょう。ここでは、比較的多くの人が経験する、仕事（就業）、結婚、子育てといったライフイベントにおいて、汗に関する困りごとがどのようなものなのかについてみていきましょう。

成人期の困りごとのそれぞれ

ケース 29 ● 電車通勤がつらい

　この春大学を卒業し、新社会人となった海斗さん（22 歳）の就寝前の日課は、部屋探しのサイトを見ることです。「やっぱり都心の会社の近くの部屋は高いなぁ……」。そう思いながら今日もサイトを閉じました。

　海斗さんが部屋探しをしている理由は会社までの通勤時間です。今の１時間30分という通勤時間は、入社して間もなく仕事にも慣れていない海斗さんにとっては、大きな負担となっています。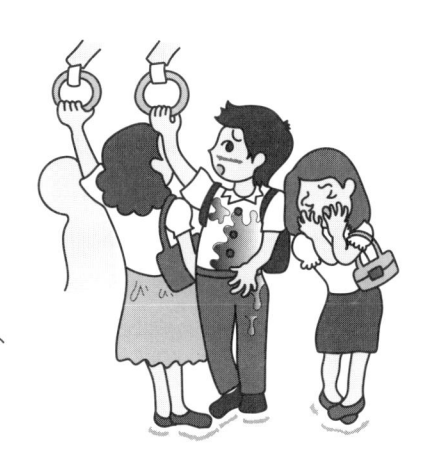

　海斗さんも通勤時間がこんなに長いとは思っていなかったのです。というのは、海斗さんのアパートのある駅から会社までは、急行電車を使えば40分で通勤できるのです。海斗さんも入社して１週間目のある日までは急行電車で通勤していました。

　ある日のこと——、「新入社員の研修も今日まで。少し会社の空気には慣れてきた気がするけど、この通勤ラッシュはまだまだなぁ」。混雑した通勤電車の中で海斗さんは、バランスを崩してよろけないように立っていました。途中、いくつかの駅に電車は停まりますが、降りる人はほとんどおらず、次々と人が乗り込んできます。先に乗っていた海斗さんたちは、車両の奥へ奥へと追いやられていきます。

　「まずい、暑くなってきた」。海斗さんは、ドッと背中に汗が吹き出すのを感じました。後ろの人と密着した背中はますます熱く感じられ、何とか背中を離そうと前かがみになりますが、前にも人がいるのでうまくいきません。

　そうしている間にも汗は流れ続け、下着からワイシャツ、背広へと汗が染みだしてくる気配を感じます。子どもの頃から汗に困っていた海斗さんは、「汗を吸い取りすぐ乾く」と謳う洋服を選んで着るようにしていますが、今日のこの汗にはとうてい太刀打ちできなさそうです。

　そのとき、「いやっ」という小さい声が聞こえました。後ろを振り返ると、若い女性が眉をしかめて、懸命に海斗さんから離れようと後ろに身体をそらせている様子が目に入りました。海斗さんには、その女性の表情やしぐさが、自分の背中の汗にふれた理由であることがすぐにわかってしまいました。

　この出来事以降、海斗さんは各駅停車で通勤することにしたのでした。各駅停車は急行電車ほど混雑することはなく、途中からは座れることがほとんどですので、汗をかかずに通勤することができます。その代わり倍以上の時間がかかってしまうので、朝はその分早く起きなければならず、仕事が終わり疲れて早く帰りたくても、帰宅時間は遅くなってしまいます。そのため、寝不足の毎日が続き、その分週末に寝だめをするような感じです。

　こんな生活が続くならばと、もっと会社に近いところへの引っ越しを考え始めたのですが、都心の会社には近くなるほど家賃も高くなりますし、引っ越しのための費用も含め、新入社員の海斗さんには難しそうです。

ケース 30 ● 居酒屋の座敷席で靴が脱げない

　萌さん（25歳）が勤める営業部では今日、新入社員と異動してきた社員の歓迎会が行われます。これまで行ったことのないお店でしたので、同僚と一緒に地図で探しながらお店に着きました。

　「あらっ。もうみんな来てる〜」。同僚たちは、お店の入り口すぐの靴箱に靴をしまい、中に入って行こうとします。萌さんは一人、靴箱の前で立ちつくしてしまいました。「どうしよう……」。

　小さい頃から汗かきだった萌さんは、中学校でバレーボール部に入り、毎日他の友だちと一緒に着替えをするようになった頃から、足の裏の汗も他の人より多いことに気がつくようになりました。

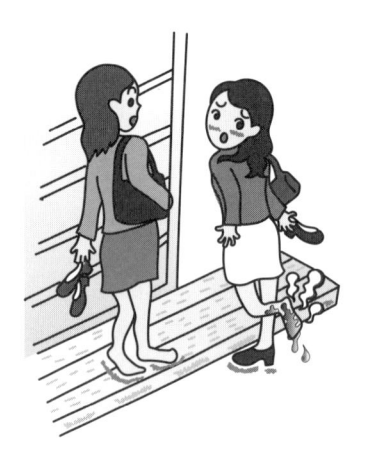

　今日は一日中、営業で外を歩き回っていた日でした。ストッキングの上に汗を吸い取るパンプス用の靴下をはいてきていますが、1日分の汗を吸ったストッキングや靴下は時間がたって嫌な匂いがついていることでしょう。歓迎会が行われる個室では、隣の席の人とも近い距離で座ることになりそうです。

　萌さんは大学生の頃からサークルの仲間や友人と「飲み会」に行くようになり、そこで「居酒屋」というお店の中には、靴を脱いであがるお店が多いことを知りました。このようなお店は、足の裏の匂いが気になり、他の人の前で靴を脱ぎたくない萌さんにとってはできるだけ避けたいお店です。

　それでも学生の間は、そういった場所には友人やサークル仲間などの親しい人と行くことが多かったので、困ったり気に病んだりすることはあまりなかったように思います。と言うのは、萌さんは汗を気にしていることを親しい人たちにはさりげなくですが話していましたし、学生の間はお店に入るまでに靴下を履き替えたりする時間も作りやすかったこともあるかもしれません。

　しかし、社会人になってからは、普段接することがあまりない人たちとの飲み会もありますし、日頃一緒に仕事をしている同僚にも汗のことは話せていません。そのため、立ちつくす萌さんを、同僚たちは「どうしたの？」と不思議そうに見ています。

ケース 31 ● 営業で汗が止まらずまわりの目が気になる

　営業部に所属する健太さん（28歳）は、取引先との打ち合わせに向かう電車の中でチラチラと腕時計を見ながら、約束の時間に間に合うだろうかと焦っていました。ここからの所要時間を頭の中で計算していると顔から汗が吹き出してきました。健太さんは鞄の中からタオルを取り出して顔を拭きますが、拭った後にも汗は吹き出し続けています。

　電車が駅に到着し、そこから健太さんは小走りに取引先に向かいました。いつからか、運動や暑さで顔や頭にたくさん汗をかいてしまう健太さんは、いつもは約束時間よりもだいぶ早くに移動することにしていました。汗が出ないようになるべくゆっくり動いても、もし汗をかいてしまったとしても、それを拭いて、汗

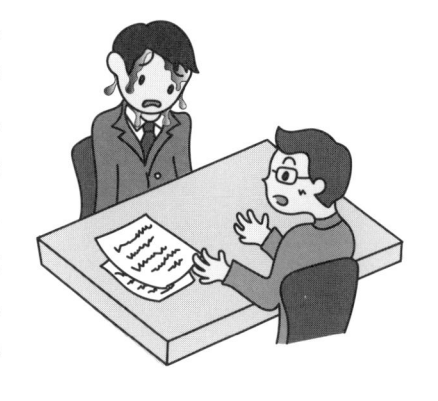

がひくのを待つ時間を作るためです。

　しかし今日は、会社を出ようとしたところに緊急の電話がかかってきて出遅れてしまったのでした。

　走ったことで約束の時間には間に合いましたが、健太さんの顔や頭は汗だくでした。そのまま打ち合わせのための会議室に入ると、挨拶もそこそこに相手も驚いています。

　「すごい汗ですね」「大丈夫ですか？」と気遣ってもくれるのですが、健太さんは「いやいや……大丈夫です」としか答えられませんでした。

ケース 32 ● 好きな人と親密な関係になるのが怖い

　社会人になって３年たった明日香さん（26歳）は、３か月前から会社の同僚と英会話の社会人サークルに入りました。二人とも海外旅行が好きなので、旅行先でもっと楽しみたいという理由で始めましたが、実際に通ってみるとサークル仲間との交流が思いがけない楽しみとなっています。

　そのサークル仲間の中で、明日香さんには最近、気になっている男性翼さんがいます。翼さんも明日香さんに好意を持ってくれていることも感じているし、

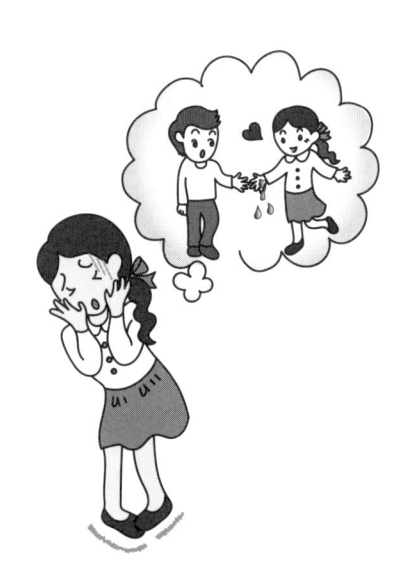

同僚からは「明日香さんから気持ちを伝えてみたら？　あ、でも翼さんが先に伝えてくるかもね」とも言われています。確かに、明日香さんには翼さんともっと親しくなりたい気持ちがあるのですが、それは無理だろうなあという気持ちもあります。なぜ無理なのでしょうか。

　実は明日香さんには手に汗をかいてしまうという悩みがあるのです。そのため、学生の頃から、鉛筆などの筆記用具が滑ってしまったり、ノートやレポート用紙、試験用紙がぐちゃぐちゃになってしまったりと

いった、たくさんの大変さを経験してきています。それでも、ハンカチや制汗シートでそのつど汗を拭きとりながら何とかやってきています。

　その中で、明日香さんは高校生のときに、同じクラスの男子生徒と付き合うことになりました。一緒に学校から帰る途中、ふたりは手をつないだのですが、男子生徒から「え、何かすごい汗かいてるね」と言われてしまいました。

　とっさに「あ、ごめん」と答えた明日香さんに、男子生徒は「いや別にそういう意味じゃなくて……」と戸惑いつつ返してくれました。明日香さんにも、男子生徒は何気なく気づいたことを口にしただけなのだろうとも思ったのですが、何となく気まずい雰囲気になり、ふたりの関係はまもなく終わってしまいました。

　それ以来、明日香さんは男性との付き合いには積極的になれずにいます。翼さんは気になる相手ではありますが、汗のことを思うと交際することは怖くて無理だろうなあとあきらめています。

ケース 33 ● 子どもをつくるのがこわい

　拓也さん（30歳）は舞さんと付き合い始めて3年、交際は順調に進んでお互いの両親にも紹介し合ったところです。来月には両親どうしの顔合わせとして、食事会をする予定でいます。

　結婚に向けての準備が進んでいく中で、拓也さんは舞さんにどうしても言い出せずにいることがあります。それは、拓也さんが抱えている汗の問題のことです。

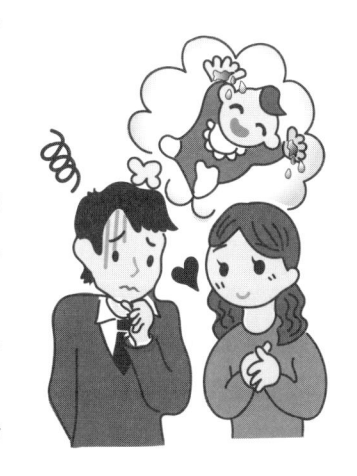

　拓也さんが自身の汗の問題に気づいたのは物心ついた頃からですが、母親の話だと赤ちゃんの頃から汗が多かったと聞いています。拓也さんの父も、拓也さんと同じように全身の汗が多いという問題を抱えています。そのためもあって、両親はずっと、学校生活などで拓也さんが

汗で困っていると相談に乗ってくれてきています。

　しかしそれでもやはり、汗で大変な思いや、嫌な思いをすることもたびたびありました。その中で拓也さんは、自分が父から受け継いだように、拓也さんの子どもにも汗の問題が遺伝するのではないか、そして自分と同じように大変な思いや嫌な思いをするのではないか、だったら自分は子どもをつくらない方がいいのではないか、つくりたくないと考えるようになってきています。

　拓也さんが舞さんに言い出せないことは、そういった子どもに関することなのです。デート中に、小さい子どもを見かけて「かわいいね」と言う舞さんを見ていると、ますます言い出せなくなってしまっています。また、これまで汗の問題についてはいろいろと相談してきている両親にも何となく相談できず、拓也さんは一人で思い悩む日々を過ごしています。

ケース 34 ● 子どものすべすべの肌の感覚がわからない

　愛さん（32 歳）は夫と 6 か月の長男と 3 人暮らしです。愛さんにとって初めての子育てですが、近くに住む実母にもいろいろと手伝ってもらったり、教えてもらったりしながら夫と二人で頑張っています。

　休日の今日は、実父と実母が二人揃って遊びにきてくれています。さっそく長男を抱っこした実父の横では、母が「まあ、赤ちゃんのほっぺって本当にすべすべね。うらやましいくらいだわ」と長男の頬をなでています。夫も「そう

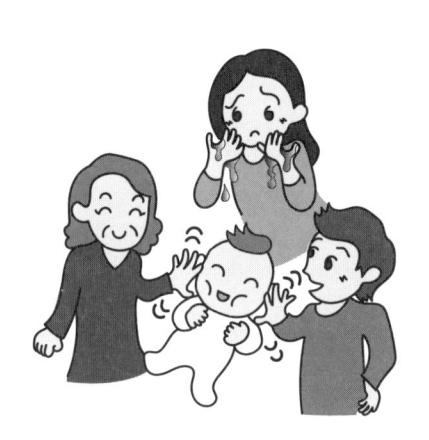

ですよね。ずっとさわっていたいぐらいですね」と答えると、父も長男の頬をつつきながら微笑んでいます。

　そんな 3 人を見ながら愛さんは複雑な思いでした。愛さんは手に汗をたくさんかいてしまうため、長男の顔や身体にさわっても、夫や両親のように「すべすべの肌」を感じることができません。

　愛さんが自分の手の汗について気づい

たのは小学校低学年の頃からで、子ども頃から出産までの間にも毎日の学校や、職場、家での生活で困ったことはたくさんありました。しかし出産後の子育てでは、愛さんもこれまでは経験していなかった困りごともたびたび起きています。

　汗の悩みについては両親や夫には話してあり、３人とも愛さんの気持ちをよく理解してくれていると思います。しかし今日の、汗で困っていない両親や夫は当たり前に感じることができる「すべすべした赤ちゃんの肌」のように、一緒に共有できない出来事があると、ふと寂しいような、自分だけが仲間はずれになっているような気持ちになってしまうのです。

ケース 35 ● 入園準備の縫物がすすまない

　彩さん（34 歳）は夫と長女（３歳）、長男（１歳）との４人暮らしです。長女は春から幼稚園に入園予定で、お向かいのひとつ年上のお友だちと同じ幼稚園に通うのを楽しみにしています。彩さんにとっても初めてのことでいろいろと不安もありますが、お向かいの先輩ママにいろいろと教えてもらえるのでとても心強いです。

　幼稚園で配られた入園前の準備リストには、制服や運動着、通園バッグといった園指定のもの以外にも、さまざまなものがありました。絵本バッグ、べんとう袋、コップ袋……。先輩ママの話だと、「手作りじゃなくてもいいのよ。私は手縫いでできる小さいものは作ったけど、ミシンはないから大きな絵本バッグみたいなものは買ったわ。なかには、全部買ったっていう人もいるし、全部作ったっていう人もいるし。ほんと人それぞれよ」とのことでしたが、結婚前から手芸が好きだった彩さんは、長女が好きなうさぎさんの布で手作りしようと張り切っています。昨日は、長女と一緒にショッピングセンターの手

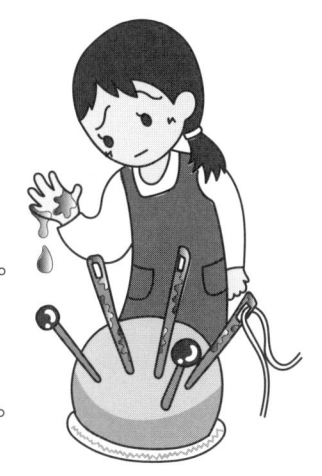

芸屋さんで布を選んできました。

　そして今日、「あぁ……」、裁縫箱を開けた彩さんは思わずため息をついてしまいました。「ママ、どうしたの？」。自分の幼稚園グッズを作ってもらえると聞き横にいた長女が、不思議そうに彩さんの顔をのぞきこみます。

　彩さんは針山にさしておいた針を全部出してみましたが、全部さびてしまっていました。「この前ちゃんと拭かずにしまっちゃったんだわ」

　彩さんがこの前、1か月くらい前に針を使ったのは、長女のお気に入りのうさぎのぬいぐるみの耳がちぎれかけてしまった時でした。週末の夫が子どもたちを見ていられる間にと、ついでに気になっていたボタン付けや、ほかのぬいぐるみの繕い物をしたのですが、あっという間に時間が過ぎてしまい、あわてて仕舞ってしまったのでした。

　子どもの頃から手にたくさん汗をかいてしまう彩さんは、ふだんの生活の中で困ることが多くありましたが、その一つが針を使う手芸でした。まず、手の汗で針が濡れてしまい、つるつるとすべってしまいます。そのため、ちょっとした繕い物のようなことでも、途中で針を変えなければならず、一度に何本も針を使うことになってしまいます。

　そして、それらの汗で濡れた針はよく拭いてからしまわないと、汗の成分ですぐにさびてしまうのです。そうは言っても、よく拭いても、汗をかかない他の人に比べるとあまり長くは使えないのですが。そのため、いつもは針を多く買い置きしているのですが、裁縫箱の奥をさがしてみても見あたりません。長女も楽しみにしていた入園グッズづくりですが、新しい針を買いに行くまではお預けになってしまいました。

ケース 36 ● 気軽にスポーツができない

　「あら、こんにちは。久美子さん頑張っているわね〜」。

　「ほんと！　汗びっしょりじゃない」。

　後ろから声をかけられた久美子さん（48歳）は、ハッとして振り向き「あ、こんにちは。いえいえ……。私が汗かきなだけですよ……」と答えます。駅前

にあるスポーツジムでの会話です。ス
ポーツジムと言っても、30分程度で気
軽に運動できることがキャッチコピーの
ジムです。

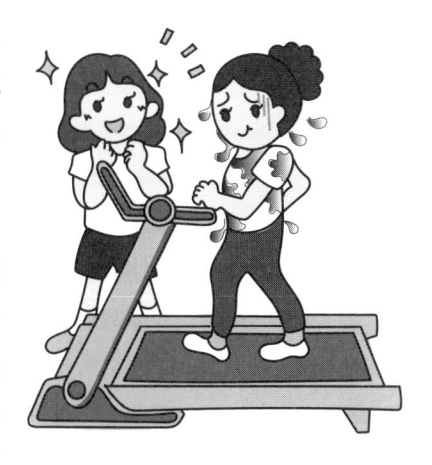

　以前から運動不足が気になっていたも
のの、仕事や子どものことで多くの時間
が取れない久美子さんによってはぴった
りのように思えました。ひと月前に入会
してみると久美子さんと同世代の人も多
くいることがわかり、そうした「ジム友
だち」との会話も楽しんでいました。しかし最近の久美子さんは、なるべくほ
かの人が少ない、空いた時間に通うようになっていました。

　その理由は、久美子さん自身の汗です。久美子さんは子どもの頃から汗かき
で、ほかの人はかかないような、ちょっとした運動でも汗をたくさんかいてし
まいます。またそれは、暑い時期だけでなく一年中なのです。

　夫や子どもたち、親しい友人は、久美子さんが汗のことで悩んでいることを
知っているので、久美子さんがひとり汗をかいていても、それについてあれこ
れ言うことはありません。

　しかしジムで知り合った人たちには、まだ久美子さんも汗の悩みを話すこと
ができないでいます。そのため、汗をかいている久美子さんに「すごい汗ね」
「うらやましい」「きっと代謝がいいのね」などと声をかけてきます。その人た
ちに悪気はないことはわかっているものの、久美子さんは何となく嫌な気分に
なるので、ジムにはなるべく人のいない時間を選んで行くようにしていたので
すが……。

　ジムに通って習慣的に運動するようになって、夜にはぐっすり眠れて朝の寝
起きもよくなり、また気分転換にもなっていたので久美子さんは満足していま
した。しかし、ジム友だちとの会話で、家でできる運動に変えようか、でも家
だと「いつでもできる」と思って結局やらなくなってしまうだろうなあと憂う

つな気分になっています。

ケース 37 ● 夏の異常気象が不安でたまらない

「今年の夏も暑く、猛暑日が続出することが予測されます」

夫と一緒に朝食をとっていた陽子さん（52歳）は、ニュースでの長期予報を聞きながら思わずため息をつきました。それを見ていた夫が、「ため息なんかついてどうしたの？」と聞いてきます。「また暑くなるんですって」と答える陽子さんに夫は、「ああ、またか。まあ、最近は毎年のことだしなぁ」と、大して気にもしていない様子です。

陽子さんのため息の理由は、夏の暑さのことというより、暑さで増える自分自身の汗です。陽子さんは全身にたくさん汗をかく症状を抱えていて、それは夏の暑さや暖房が強い場所など、気温が高くなると一層ひどくなってしまいます。そういった悩みは20代の頃からですが、夏は35度を超える日も多くなってきているここ最近は、より深刻なものとなっています。

暑い中で外出すると全身が汗だくになってしまい、汗を拭いても追いつきません。途中で着替えることができればいいのですが、そのままで電車やお店に入ると、全身にまとわりついた汗が冷房で冷やされます。その汗で身体も冷えてしまい、風邪をひいたり、体調を崩したりすることも何度あったでしょうか。

そのため陽子さんはここ数年の夏の間は、平日のパートタイムの仕事と必要最低限の買い物以外には外出を避けて過ごしています。休日や平日の夜には夫や友人たちから食事や旅行に誘われることもあり、子どもたちも社会人になった今の陽子さんも出かけて楽しみたいのですが、汗のことを思ってすべて断ってしまっています。

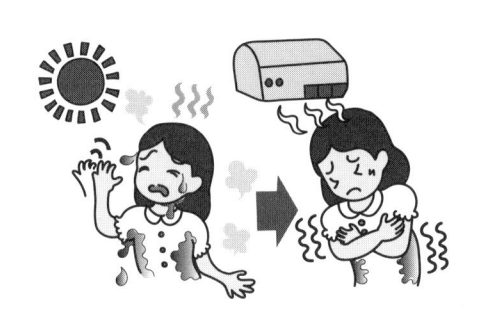

陽子さんはニュースで耳にした夏のことを思うと、今から不安と憂うつでため息が出てしまいます。

　成人期と汗の問題

成人期の特徴

　発達とは「子どもが大人になるまで」ではなく、私たちは大人でなってからも生涯、発達し続けていきます。大人になってからの成人期における発達課題にはどのようなものがあるのでしょうか。

　一般的な意味の「成人期」は、エリクソンの心理社会的発達理論では、成人期（20 歳から 40 歳）、壮年期（40 歳から 65 歳）、老年期（65 歳以降）とに分けられています。そしてそれぞれの時期の発達課題としては、成人期では「親密性」、壮年期では「世代性」、老年期では「統合性」があげられています。

　成人期の発達課題である「親密性」とは、青年期において自我同一性が確立された人と人が、愛情にもとづいた親密な関係を築くことであるとされています。私たちの日常生活での経験やライフイベントしては、恋愛関係や友人関係の構築、結婚があげられるでしょう。

　その次の壮年期における発達課題の「世代性」とは、次の世代の世話をして育てることであるとされています。壮年期以前の「自分」の発達だけではなく、「次の世代」の発達を担うということが課題となってきます。これは、子育てや、会社や地域における後輩（年下の世代）の育成があげられるでしょう。

成人期における汗の問題の影響

　冒頭にあげられたエピソードからは、これらの発達課題の獲得や、ライフイベントなどの経験においても、汗の問題が関連する場合もあることがわかります。

　例えば、汗の問題があることによって、ケース 32 の明日香さんのように親密な関係を築くことが難しくなったり、ケース 33 の拓也さんのように結婚にあたっての問題が生じたりします。また、ケース 34 の愛さんやケース 35 の彩さんのように、次の世代の世話である子育てにおいて、困りごとが生じることもあるでしょう。

　それ以外でも、ケース 29 の海斗さん、ケース 30 の萌さん、ケース 31 の健太さんのような就業（仕事）や、ケース 36 の久美子さんのような趣味は、私たちが充実した人生を送る上で大切な事柄になりますが、そこにも汗の問題は影響をおよぼすことがわかります。

　またケース 37 の陽子さんは、猛暑の夏がやってくることについて不安を感じています。

　汗の問題を抱える人が持つ不安について、成人期の 20 代から 80 代までの広い年代の汗の問題を抱える人を対象として、汗の問題に関する意識について調べた調査[4] では、質問として「汗を理由とした将来の不安」について尋ね、不安を感じている項目をすべて回答してもらっています。その結果、「就業」や「結婚」「健康」などでは年代による違いがみられた一方で、「猛暑・酷暑等の気候変化」はどの年代の人も半数以上の人が不安を抱えていることが示されています。猛暑・酷暑等の異常気象は、現在の大きな社会問題ですが、暑さの影響を受けやすいことの多い汗の問題を抱える人にとっては、その問題がより深刻であると言えるでしょう。

引用文献

1）E. H. エリクソン（著）小此木啓吾（訳編）(1973). 自我同一性——アイデンティティとライフサイクル　誠信書房
2）G. S. ホール（著）元良勇次郎・中島力造・速水滉・青木宗太郎（訳）(1910). 青年期の研究　同文館
3）独立行政法人日本学生支援機構 (2023). 令和 2 年度学生生活調査結果　https://www.jasso.go.jp/statistics/gakusei_chosa/__icsFiles/afieldfile/2022/03/16/data20_1.pdf（2023 年 10 月 28 日閲覧）
4）山極和佳・藤後悦子 (2022). 汗の問題を抱える人々の意識と実態——性別および年代による違い　東京未来大学研究紀要, *17*, 151-160.

第2章

「多汗症」という病気と
その対処

● 山極和佳／藤後悦子

　第1章では、汗によっておこるさまざまな困りごとのエピソードをご紹介しました。実はこれらのエピソードは、「多汗症<ruby>多汗症<rt>た かんしょう</rt></ruby>」という病気（疾患）を想定して作成しています。

⬤⬤⬤ 多汗症とは

　多汗症とは、温熱や精神的な負荷、またはそれらによらずに大量の発汗が起こり、日常生活に支障をきたす疾患です。発汗がおこる部位によって、全身性多汗症と、頭部、顔面、手掌や足底、腋窩といった身体の一部に起こる局所性多汗症とに分類されています。

　これらの多汗症の原因は、内分泌代謝異常などの他の疾患に合併して起こる場合（続発性多汗症<ruby>続発性多汗症<rt>ぞくはつせい た かんしょう</rt></ruby>）もありますが、特に原因がない場合（原発性多汗症<ruby>原発性多汗症<rt>げんぱつせい た かんしょう</rt></ruby>）も少なくありません [1]。また、多汗症の程度（重症度）は、症状である汗が気になる程度や日常生活への支障といった本人の自覚症状によって4つに分類されています。多汗症とその重症度の正確な診断は皮膚科で行われますが、参考として日本皮膚科学会の診療ガイドライン [1] による多汗症の診断基準（表2-1）と重症度分類（表2-2）を示します。

　ところで、多汗症を抱える人の割合（有病率）は、部位や原因によっても違いはありますが、例えば原発性局所多汗症の有病率を2020年に調べた調査では約10%とされています。しかし、それらの人々のうち、医療機関を受診し

表 2-1　多汗症の診断基準

明らかな原因がないまま過剰な発汗が 6 か月以上認められ、以下の 6 症状のうち 2 項目以上があてはまる場合
①最初に症状が出るのが 25 歳以下であること
②対称性に発汗がみられること
③睡眠中は発汗が止まっていること
④ 1 週間に 1 回以上多汗のエピソードがあること
⑤家族歴がみられること
⑥それらによって日常生活に支障をきたすこと

出所：藤本他（2023）をもとに作成

表 2-2　多汗症の重症度分類

①発汗は全く気にならず、日常生活に全く支障がない
②発汗は我慢できるが、日常生活に時々支障がある
③発汗はほとんど我慢できず、日常生活に頻繁に支障がある
④発汗は我慢できず、日常生活に常に支障がある

*③・④を重症の指標とする。

出所：藤本他（2023）をもとに作成

たことのある人の割合（受診率）は約 4.6％程度とされています [1]。

　これらから、多汗症は約 10 人に 1 人という少なくない人々が抱える疾患であるものの、医療機関を受診して治療を受ける人はかなり少ないことがわかります。そのため、多汗症は疾患としての認識（認知度）が低いことも指摘されています。言いかえれば、汗がたくさん出ることが病気や疾患の症状ではなく、「体質だから仕方ない」と誤解している人も多いということになるでしょう。しかし、多汗症は皮膚科での医学的治療によって改善することのできる疾患です。

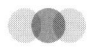 多汗症による影響

　多汗症の症状は、第 1 章のさまざまなエピソードのように、仕事や勉強、遊びやスポーツ、またそれらの活動における他の人々との関わりといった日常生活や社会生活のさまざまな場面で困りごとを引き起こします。そして、「やりたいことができない」「人からどう見られるのだろう」「人から見られて恥ずかしい」といった不安や恥ずかしさなども生じさせてしまいます。

　多汗症は、「汗が多い」という症状を中心とした身体の病気（身体疾患）ですが、その問題は身体だけにとどまらず、日常生活や社会生活、心にも大きな影響をおよぼしてしまう疾患であると言えるでしょう。

　そのため、多汗症の方々が抱える苦痛を軽減、解消するためには、多汗症そのものへの医学的治療に加えて、多汗症によって生じている問題への支援やサポートが必要になる場合もあります。その支援やサポートにあたっては、多汗症を抱えるご本人の家族や学校、職場といったまわりの人々の協力も大切になります。

　次からは、「1. 多汗症の本人にとって必要なこと」「2. 本人を取り巻く人にとって必要なこと」をみていきたいと思います。

1　汗の困りごとを抱える本人にとって必要なこと

　ここでは、多汗症の本人にとって必要な治療や支援についてみていきたいと思いますが、その前の一歩目は、「多汗症であると気づく」ことと言えるかもしれません。

　多汗症は、医療機関を受診する人の割合が低く、病気（疾患）であるという認識の低い疾患であることが指摘されています。実際に、大学生を対象とした汗の問題に関する意識調査[2]でも、汗による困りごとを抱えていたものの、家族も同じだったために体質だと思っていた人もいることが明らかにされています。この大学生のように、両親やきょうだいなどの家族も「汗がたくさん出る」ために体質だと思っている人も少なくないかもしれません。

　多汗症には、診断基準（表2-1）の一つに家族歴が含まれているとおり、一部で家族も多汗症である方もみられます。これが、病気（疾患）という認識が低い理由の一つかもしれません。

　もう一つの理由として、多汗症の発症年齢が低いことも考えられます。多汗症の発症年齢は部位によって異なりますが、おおよそ10歳代とされています[1]。発症年齢に関連して「汗を気にし始めた年齢」について、汗かきの中学生、高

校生の子どもを持つ母親を対象とした調査 3) では、子どもが汗を気にし始めた年齢の平均は約 11 歳であることが明らかにされています。また、就学前から気にし始めた子どもも 1 割程度いることも示されています。

　このように、多汗症は発症年齢も低く、症状が子どもの頃からみられることも多いため、「体質だから仕方ない」「いつものこと」になってしまい、病気（疾患）として認識されにくいのかもしれません。したがって、多汗症の医学的治療やさまざまな支援を受けるための第一歩は、まずは多汗症という病気（疾患）であることに気づくことだと言えるでしょう。

COLUMN　多汗症について「本当に」知っていますか？

　多汗症が病気（疾患）であるという認識について、大学生を対象とした汗の問題に関する意識調査 2) では、「多汗症という疾患をどのくらい知っていますか。」という質問をしています。そして、「知っている」、「少し知っている」、「あまり知らない」、「知らない」のいずれかを選んで答えてもらったところ、約 85％の大学生が「知っている」、または「やや知っている」と答えていたことが示されています（図 2-1）。

　図のとおり、この回答からは多くの大学生が多汗症を知っているように思えます。しかし、必ずしもそう言い切れないことが後の質問への回答で示されています。

　この調査では、多汗症という病気（疾患）を知っているかを答えてもらった後に、多汗症に関する知識提供として、多汗症に関する説明を行ったり、多汗症の患者さんによって作成された動画を視聴してもらったりしています。そしてその後、知識提供についての感想を尋ねたところ、（多汗症とは）「ただ汗をかく量が多い人を指すことだと勘違いしていて、そこまで重いものだととらえていなかった」「多汗症の人は、人よりちょっと汗っかきなだけだと思っていた」といった回答が多くあげられています。

　これらの多汗症に関する知識提供前・後の回答からの結果をまとめると、

一つ目の、多汗症をどのくらい知っているかという質問には、「多汗症という言葉」は知っていたために「知っている」「やや知っている」と答えたものの、多汗症に関する正しい知識を得た（知識提供を受けた）後の二つ目の質問には、病気（疾患）であることや症状等の詳細は知らなかったと答える大学生が多かったことがわかります。

　この大学生を対象とした調査から多汗症とは、「名前を聞いたこともない、まったく知らない病気（疾患）」ではなく、名前を知っている人は少なくないが、病気（疾患）に関して「正しく理解されていない」であることもうかがえます。

　また、多汗症に関する知識提供を受けた後の感想として、「自分も汗でいろいろ困っていたが、家族もそうなので体質だと思っていた」といった感想をあげてくれた大学生たちもいました。この大学生たちが多汗症かどうかは不明ですが、汗のことで困りごとを抱えるご本人であっても、それが症状や病気（疾患）であるかもしれないことを知らない場合もありそうです。

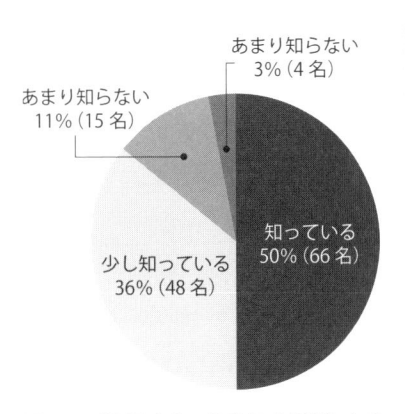

図 2-1　「多汗症という病気（疾患）をどの程度知っていますか?」の質問に対する回答者の割合
出所：山極・藤後（2022）をもとに作成

（1）医学的治療

　ここでは、多汗症そのものへの医学的治療と、多汗症によって生じている精神的な問題の医学的治療とのそれぞれについてみていきましょう。

多汗症の医学的治療

　多汗症の人のうち、医療機関を受診したことのある人の割合は4.6％、また

受診を続ける人の割合は 0.7 ％であるとされており [1]、いずれも少ないことが示されています。

　その理由には、多汗症が疾患としての認識が低いことに加えて、市販薬などを使って対応している場合もあることや、多汗症で受診したいと思っても受診できる医療機関が少ないこと、満足できる治療の選択肢がないこともあげられています。また、治療を受けられていないだけでなく、美容クリニックやエステティックサロンなどで不適切な処置を受けてしまう人がいることも問題として指摘されています [1]。

　多汗症の重症度は人によって異なるため、汗がまったく気にならず、勉強や仕事などの日常生活への支障もまったくないという人も含めたすべての多汗症の人が、医療機関を受診して医学的治療を受けなければならないわけではありません。しかし、日常生活への支障が大きかったり、汗が気になったりする方は医療機関への受診をおすすめします。

　受診にあたっては、「病院ではどのような診察や診断、治療が受けられるのだろう？」または「汗のことで病院に行くのはいいのだろうか？」といった疑問や不安を持つ方もいるのではないでしょうか。これらの疑問や不安といった受診の壁については、第 5 章の多汗症の基礎知識や多汗症の治療方法に関する詳しい説明をお読みいただくことで解消できるのではないかと思います。

多汗症によって生じている精神的問題の医学的治療

　多汗症の人の多くが、汗の症状によって、恥ずかしさや不安といった心の苦痛を抱えています。また、汗の症状による困りごとも多いため、汗のことを考えたり、心配したり、汗に対応するための行動をとったりする時間や労力を使わなければならないことも多くなるでしょう。

　これらの恥ずかしさや不安は、その原因である多汗症の治療で症状が軽減することによって改善する場合が多いとされています [1]。また、多汗症の治療と並行して、カウンセリングや心理相談などの心理的支援を受けることによって軽減される場合もあります。

　しかし、なかには汗の症状や汗の問題に使う時間や労力がとても大きくなってしまい、日常生活や社会生活の中のやらなければならないことや、やりたいことに使う時間や労力がなくなってしまう人もいます。例えば、汗のことを考え続けてしまって眠れない、汗のことが心配で勉強や仕事がすすまない、手の汗を洗い続けているうちに学校や仕事に遅刻してしまうといった場合です。

　これらのような、汗のことを考え続けたり心配しすぎたりしてしまう、汗に対処するための行動に多くの時間を使ってしまうといった精神的な問題によって、睡眠や勉強、仕事などの日常生活や社会生活に大きな支障をきたしてしまっている場合には、汗の症状による精神的な問題への医学的治療が必要となることもあります。精神的な問題については、精神科や心療内科が専門としており、それらの診療科を掲げる医療機関を受診することによって治療を受けることができます（第7章も参照にしてください）。

（2）心理的支援

　汗の症状によって生じる恥ずかしさや不安などの悩みや心の苦痛については、カウンセリングや心理相談などの心理的支援によって軽減される場合もあります。心理的支援は、公認心理師や臨床心理士などのいわゆる「カウンセラー」の資格を持った心理学の専門家によって行われます。公認心理師や臨床心理士は、いずれも医療・保健、教育、福祉などのさまざまな分野において、心理学的な知識と技術による支援を行っています。

　多汗症や汗の症状を抱える人の中には、「カウンセリングで（カウンセラーに）、多汗症や汗といった身体の病気の人も相談できるのか？」と疑問を持つ人もいるのではないでしょうか。

　カウンセリングというと、不登校やいじめ、また、うつ病などの精神疾患や障害を抱える人が相談するところというイメージがあるかもしれません。しかしカウンセリングは、慢性疾患などの身体疾患を抱えた人の疾患やその治療によって生じる不安や苦痛なども支援の対象としています。実際に公認心理師が支援している身体疾患[4]をみると、その特徴には、日常生活や社会生活への

支障が大きく、多くの場面で生じることや疾患の経過が長いこと、そのため心への影響の大きいことがあげられます。

多汗症の人の中にも、仕事や勉強、趣味、他の人との関わりなどのさまざまな場面での困りごとを数年、数十年と抱え続けながら過ごしきている人も少なくはないでしょう。その一方で、汗の悩みについては家族や友人、恋人などの親しい相手であっても、話したり相談したりすることが難しいという人もいるのではないでしょうか。

汗の悩みは、人に知られたくない、知られてしまうことが恥ずかしいという思いを持ちやすい傾向があります。また、悩みを打ち明けたら、汗とは関係ない場面でも気をつかわせてしまったり、心配させてしまったりするのではないかということが気がかりな人もいるかもしれません。しかし、「悩みをひとりで抱え続けること」は、私たちが思っている以上に負担となりますので、多汗症やそれにともなう心の苦痛が大きな場合には、公認心理師や臨床心理士などの専門家への相談もおすすめします。

これらの専門家は原則として、相談者が話した内容について本人の許可なく第三者に伝えてはならないといった、守秘義務（秘密保持義務）を持って支援を行っています。そのため、汗の悩みについて日常生活で関わりのある人には知られたくないという人も、相手が専門家であれば相談しやすいかもしれません。

このような心理的な支援について次からは、支援が受けられる機関や施設をみていきたいと思います。

スクールカウンセリング・学生相談

多汗症や汗の症状を抱えるご本人が子ども（児童・生徒・学生）の場合は、所属する学校のスクールカウンセラー（大学・短期大学・専門学校では学生相談）が身近で相談しやすいでしょう。

スクールカウンセラーや学生相談室の相談員は子どもが通学する学校に所属しており、その学校の授業や課外活動、学校行事などの学校生活の内容をよく

知っています。そのため、子どもが学校生活の中で抱える困りごとについて、より理解しやすいという特徴があげられます。

　また、子どもが学校生活で関わる教師や教員、職員とも同じ学校に勤務しているため、それらの人々と協力しながらの支援を行いやすいこともあげられます。現在の学校では、教師や教員、スクールカウンセラー、保護者などの異なる立場や役割の人々が協力・連携して、子どもの成長や教育に関わる「チーム学校」といった体制が導入されています。

　多汗症は授業だけでなく、休み時間や部活動などの課外活動といった学校生活のさまざまな場面で困りごとが生じる疾患であることからも、教師や教員、職員などが協力・連携してご本人と関わることが必要となるでしょう。

　汗が多いことを気にし始める年齢は平均で小学校高学年、なかにはより幼い時期であっても気にし始める子どももいることが示されています[3]。また、汗についての他の人からの心ない言動で恥ずかしい思いや、嫌な思いをした経験は、中学生から大学生にかけて多いことも示されています[2]。このように汗の症状による心への影響は、子どもの時期に始まることが多いことからも、スクールカウンセリングでの早めの支援が大切になるでしょう。

医療機関・カウンセリングルーム

　心理的支援は医療機関でも行われており、「臨床心理室」や「心理室」といった組織が精神科や心療内科、小児科に併設されている場合もあれば、独立している場合もあります。

　また、公認心理師や臨床心理士といった資格を持ったカウンセラーが開設する相談機関や、自治体が設置する相談窓口などもあります。自治体の相談窓口では、お住まいの地域内にある相談機関を紹介する役割を担っていることも多いため、まずはその窓口に問い合わせてみることもおすすめします。

　ここまで、心理的な支援が受けられる機関や施設をみてきました。心理的支援については、「カウンセリング」という言葉を聞いたことのある人も多い一方で、実際にどのようなことを行うのかについてわからないために不安を持つ

人もいるでしょう。心の専門家によって行われる支援、カウンセリングの詳しい内容については、第6章も参照にしてください。

 ## （3）福祉的支援

　汗が多いことや、それに対処しなければならないことで、日常生活や社会生活においてさまざまな困りごとを抱えている人は少なくないでしょう。

　例えば、勉強や仕事で使用する筆記具や機器が汗で濡れてしまう、時には壊れてしまう、運動して汗をかいた後に身体が冷えて風邪をひきやすくなってしまう、外出先でも着替えなければならないなどです。そのため、汗を抑えるための制汗製品（制汗剤、制汗シート、わき汗パッドなど）や、洗浄するための洗浄料（ボディソープやハンドソープ、石鹸）、拭き取ったり吸収したりするための衛生用品（タオルやシート）、衣類といった多くの商品を使用して汗に対処しなければならないことになります。

　しかし、経済的な負担という点だけ取り上げたとしても、これらの商品を購入するため負担は決して小さくはありません。また、困りごとによっては、多汗症でない人々と同じような生活を送ることが難しくなることもあるでしょう。

　このような日常生活や社会生活上の困りごとに対しては、法律によって定められた制度的な支援を受けることができる場合もあります。その代表的なものとして、ここでは、障害者総合支援法、合理的配慮についてご説明します。

障害者総合支援法

　障害者総合支援法とは、障害のある人が、日常生活や社会生活を営むために必要な障害福祉サービスが定められた法律です。そのサービスには給付や地域生活支援、その他の支援が含まれています。サービスの対象は、18歳以上の身体障害、知的障害、精神障害（発達障害を含む）、政令で定める難病等による障害を持った人とされており、多汗症のうちの原発性局所多汗症は、政令で定める難病に指定されています。

　実際に受けられるサービスの内容や利用には、市町村の障害福祉窓口や都道

府県が指定する指定相談支援事業者などへの相談が必要となりますので、お住まいの自治体にご相談ください。

合理的配慮

　合理的配慮は、学校や職場といった本人が所属する組織によって行われる支援です。

　合理的配慮とは、障害のある人々の人権が障害のない方々と同じように保障されるとともに、教育や就業、その他社会生活において平等に参加できるよう、それぞれの障害特性や困りごとに合わせて行われる配慮です。学校や企業、行政などの事業者は、2016年4月に施行された「障害者差別解消法（障害を理由とする差別の解消の推進に関する法律）」によって、この合理的配慮を可能な限りで提供することが求められるようになりました。

　多汗症では、汗が多いことによって多汗症ではない人々と同じような学校・職場での生活が難しいことがあります。例えば、手に過剰な汗をかいてしまう手掌多汗症の人の場合、手が濡れているために鉛筆などの筆記具が滑って使いにくい、ノートや試験用紙も濡れてしまうことがあるでしょう。

　このような困りごとに対して、授業や試験時に手袋を着用するという配慮を受けられる一例があります。もちろん、ふだんの学校生活であれば、合理的配慮の申請手続きをとらなくても、担当の教師や教員に相談して手袋を着用することができることも多いでしょう。しかし、入学試験などでは、筆記具や文字のない洋服といった指定されたもの以外を持ち込んだり着用したりすることができない場合もあります。そのような場合でも、合理的配慮の申請を行って、指定以外ものである手袋の着用を認めてもらうという配慮の提供を受けることができます。

　合理的配慮は、配慮を提供する組織で定められた一定の手続きによって申請するものとなりますので、配慮の申請を希望する組織にご相談ください。

　汗によって生じる日常生活や社会生活での困りごとや負担は、心理的な苦痛や精神的な問題にも影響をおよぼしてしまいます。そのため、福祉的な支援に

よって困りごとや負担を軽減することは、その後に続いて引き起こされる心理的な苦痛や精神的な問題を予防することにもつながるのではないでしょうか。

（4）当事者間支援

仲間同士の支え合い

ここまでは、多汗症に対する専門家による治療や支援についてみてきました。ここからは、多汗症の患者さん（「当事者」と呼びます）同士の相互の支援について取り上げます。

同じ悩みや問題、障害や疾患を抱える当事者同士の相互支援は当事者間支援（とうじしゃかんしえん）と呼ばれ、子育ての不安や不登校、うつ病や認知症、介護といったさまざまな問題に対して行われています。こうした当事者間支援の取り組みや案内を自治体の広報や掲示板、インターネット上などで見かけたことがある人もいるかもしれません。もちろん、先にあげたいずれの悩みや問題、障害や疾病については、多汗症と同じく医療、心理、福祉などの専門家による治療や支援が行われています。その中で、当事者同士だからこそできる支援にはどのようなものがあるのでしょうか。

悩みや不安の共有と孤独感の軽減

一つ目には、ひとりひとりの当事者が抱えている悩みや不安を共有できることがあげられます。

多汗症の「汗が多い」という症状は、本人に「恥ずかしい」という気持ちを生じさせやすいと言われています[1]。大学生を対象とした調査では、汗に関する記憶として、過去に他の人より多く汗をかいたときにそれを指摘されたり、からかわれたりして嫌な思いや恥ずかしい思いをするといったネガティブな経験があげられています[2]。また、過去にネガティブな経験を多くしている人ほど、現在において、社会的な場面や他人と交流する場面で不安を強く感じて、避けようとする頻度も多いことが示されています[5]。

これらから、対人関係でのネガティブな経験の影響もあり、汗の悩みは、他

の人に話すことが恥ずかしく、相談することが難しい悩みであると言えます。そのため、ひとりで悩みを抱え込んでしまったり、他の人に理解してもらえないという孤独感を抱えたりしやすい傾向があります。

　そのような汗の悩みを持つ多汗症の人にとって、同じ悩み、疾患を持つ仲間は自分の症状や気持ちを話しやすい相手と言えるでしょう。そして、互いに気持ちや悩みを共有し、理解しあうことによって、「誰にも理解してもらえない」といった孤独感が軽減されることも、当事者間で得られる支援の特徴と言えるでしょう。

信頼できる情報の交換

　仲間同士の交流の中では、疾患や治療、症状への対処などについての信頼できる情報の交換ができるというメリットもあげられます。インターネット技術が普及・発展した現代では、情報を手に入れることは難しくないように思えます。しかし、同じ事柄に関して複数の情報があってどれが適切なのかがわからなかったり、それぞれの情報の正しいものであるのかの判断がつかなかったり場合も多くあります。このように自分ひとりでの情報の入手にはさまざまな難しさがある中で、信頼できる仲間からの経験をもとにした情報は、互いに役に立つものであるでしょう。

　また、汗が目立ちにくい洋服や、汗をかいていても使いやすい文房具などのような、日々の生活の中で必要となる汗への対処方法に関する情報は、実際に汗で困っている仲間、当事者ならではの情報であると言えるでしょう。

　次のコラムでは、実際に行われている当事者間支援のひとつとして、「多汗症サポートグループ」をご紹介します。

COLUMN　当事者間支援の実際例：
NPO法人多汗症サポートグループ

●熊野みゆう（NPO法人多汗症サポートグループ）

　NPO法人多汗症サポートグループは「たかが汗、を変えていく」を合言葉に、原発性局所多汗症の認知を形成する活動や、患者とそのご家族のサポートを行っている、患者の患者による患者のための団体です。

　この疾患は、当事者である患者でさえ治療を受けられることを知らず、不快や不便を感じながら暮らしている方も多くいます。また、汗は目に見えるため、恥ずかしさから周囲に知られないよう隠す傾向にあるのも、この疾患の特徴です。結果として、同じ病気で悩む人と出会うことも少なく、周囲に理解されず孤独に悩む患者も多い状況です。さらに、たとえ本人が疾患であることを知り得ても、相談できる場や受け皿が容易に見当たらないという課題があります。

　以上のような課題を解決するためにまずは、「多汗症という病気がある」との理解を深め、本人が望めば医療機関を受診できるよう促すことが不可欠です。そして患者やその家族が安心して症状について相談したり、治療法について経験者の話を聞いたり、精神的に支え合ったりすることのできる受け皿の存在が切望されます。多汗症サポートグループの設立目的は、ここにあります。

　私たちは現在、次の３つを柱に活動しています。

　一つ目に、情報発信です。主にSNSツールを用い、治療の種類や患者の声といった、原発性局所多汗症に関する情報を提供しています。インターネットでさまざまな情報が溢れかえる中、正しい情報を社会に届ける役割をの重要性を感じます。

　二つ目に、交流の場の提供です。患者同士が繋がれる場所づくりとして、交流会の実施を行っています。多汗症はひとりで抱え込みやすいため、仲間同士で思いを語り合い、情報交換できる場所が必要です。交流会参加者からは

「ひとりじゃないことに安心した」という声もいただきます。交流会はオンラインでも実施しており（図 2-2）、時間・場所のハードルを超え、ひとりでも多くの患者の、一つでも多くの悩みの解消に努

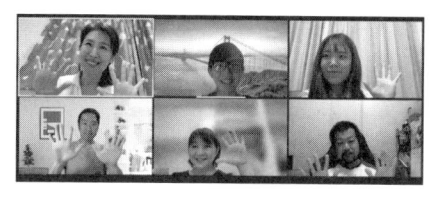

図 2-2　オンライン交流会の様子

めています。今後も交流会事業を継続し、患者が安心でき、自分らしく暮らせる場所を提供していきたいと考えます。

　三つ目に、汗対策グッズの考案です。原発性局所多汗症は現時点（2024年）で根本治療が難しく、患者自身による生活上の工夫や努力を要します。しかし市販の汗対策グッズでは 、患者の発汗量に耐えられないことがあるのも実情です。そこで、原発性局所多汗症患者の QOL を高めるグッズ考案、販売事業を多汗症サポートグループで手掛けることにチャレンジしました。例えば手汗対策グッズの「汗らないシート」（図 2-3）は、筆記時などに使用する、コースター形の吸水パッドです。

　このように患者目線で考えた汗対策グッズを今後も考案し、患者の QOL 向上に寄与していければと思います。

　これまで原発性局所多汗症は対処可能な病気であるという認識が必ずしも形成されていませんでしたが、最近では徐々に認知転換が進み、また原発性局所多汗症に関するさまざまな研究が日々進展しています。専門家による研究成果に希望を持ちながら、多汗症サポートグループは NPO 法人として、人と人、また人と社会を結ぶ使命を忘れず活動してまいります。そして「多汗症であっても、制限なく本来の力を発揮できる、生きやすい社会」を目指し、皆様と力をあわせて歩んでいければ幸いです。

　最後に、原発性局所多汗症にまつわるNPO 法人として、患者から社会に向けた

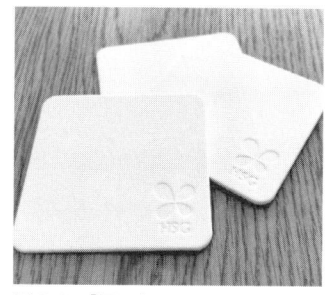

図 2-3　「汗らないシート」

声を紹介させていただきます。

　「汗に関して周囲にこう接してほしい、逆にこんなことはしないでほしい、という意見がありましたら教えてください」
──家族には、一緒に対策を考えたり治療法を考えたり、サポートしてほしい。（20代女性）
──気づいても何も言わずスルーしてほしい。（30代女性）
──打ち明けた後でも過度に気を遣うことなく、いつも通り普通に接してほしい。（20代女性）
──とにかく多汗症という体質、症状があるということを知ってほしい。（30代男性）
──多汗症の部位によってはやり辛い作業などがあることを知ってほしい。さりげなくフォローしてくれると有難いです。（40代女性）

2　汗の困りごとを抱える人を取り巻く人々

　汗への困りごとを抱える人に対して、周囲の人たちは何ができるでしょうか。初めの一歩は多汗症について知識として「しる（知る）」ことでしょう。「しる」、そして「かかわる（関わる）」、「ささえる（支える）」と進んでいくことができるでしょう。はじめに、なぜ「しる」ことが必要なのかを一緒に考えていきたいと思います。

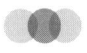 （1）汗への困りごとを「しる」

周囲の理解や配慮がなぜ必要か

　私たちは、汗にまつわる困難さについて、いくつかの研究を行いました。はじめに第1章でも紹介した「汗の困り感」に関する調査[2]を紹介します。大学生に、自分が汗かきだと思うかどうか聞いたところ、汗かきだと少しでも

思っている人は約 87% 以上になりました。これは、私たちの想像以上の数でした。そこで次に成人を対象とした調査（コラム参照）を行い、多汗の人が抱える葛藤についてより詳しく見てみました。すると自身の汗に対して、気になっている人ほど、汗の大変さを理解してもらえないという苦しみを感じており、より孤独感や寂しさを感じているという結果になりました。

ただし、孤独感を感じる一方で、「人に知られたくない」「気を遣われたくない」というアンビバレントな気持ちも強いということがわかりました。汗が気になっている人は、周囲の人に理解してほしいけれど、そっとしてほしいという両方の気持ちがあるのです。これは汗に限ったことではありません。私たちは、日々の生活の中で、誰もがいわゆるハンディキャップやマイノリティと表現される状況になりえます（例：言葉が通じない海外に行くと誰もがマイノリティです）。汗の状況の理解とは異なるかもしれませんが、ハンディキャップやマイノリティの状況になった際、置かれた状況への物理的な苦しさと、「理解してもらいたい」「気を遣われたくない」などの精神的な苦しさの両者が生じてきます。

COLUMN　汗の苦しさを理解してもらえず、孤独を感じている

私たちは、汗で困っている人たちが、まわりから理解されていないという孤独感を感じているのではないかと思い、調査を行ってみました。対象は、20 代から 50 代以上まで各年代 100 名ずつ合計 400 名です。400 名のうち、汗をとても気にする人 200 名、汗をあまり気にしない人 200 名です。

結果を見ていきましょう。汗をとても気にする人（高群）は、汗をあまり気にしない人（低群）と比較して、自身の汗に対して「汗の状況は誰も理解してくれない」「汗で実力が発揮できないことを理解してもらえない」「汗は気持ちのせいと決めつけられるのがつらい」「自分の気持は誰もわかってくれない」「頼りにできる人は誰もいない」と思っていました（統計的な有意差がありました）。このことに加えて、汗をとても気にする人は、「さみしいと感じる」「ひとりぼっちと感じる」という気持ちも強い結果となりました。

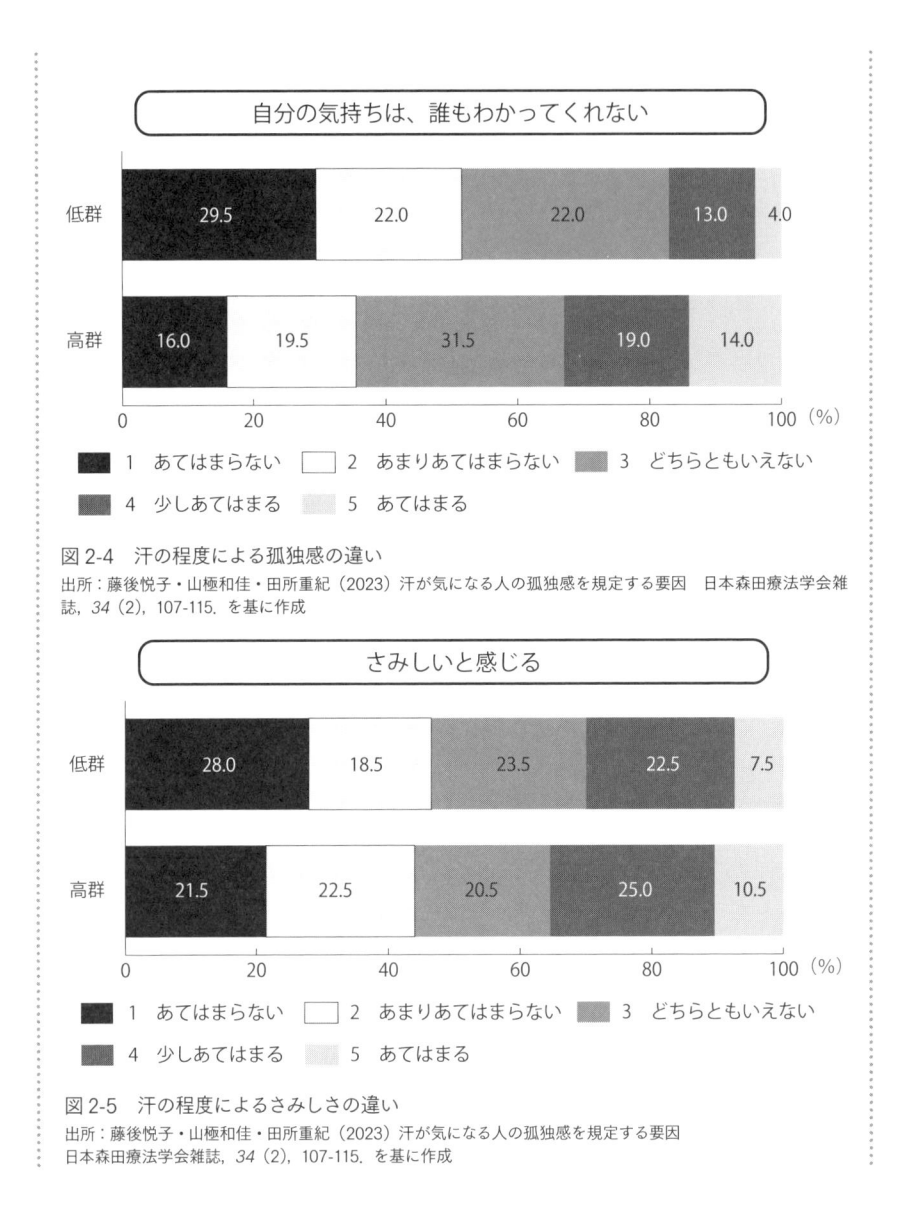

図 2-4　汗の程度による孤独感の違い
出所：藤後悦子・山極和佳・田所重紀（2023）汗が気になる人の孤独感を規定する要因　日本森田療法学会雑誌, *34*（2），107-115. を基に作成

図 2-5　汗の程度によるさみしさの違い
出所：藤後悦子・山極和佳・田所重紀（2023）汗が気になる人の孤独感を規定する要因
日本森田療法学会雑誌, *34*（2），107-115. を基に作成

　ここでは、多汗症患者自身の気づきや葛藤について考えてきましたが、本人のみでは解決が難しいことがあります。だからこそ、周囲の人の理解が必要となるのです。

　先ほどの調査結果の続きを見ていきましょう。汗に関する孤独感の中で、「周囲の理解不足による孤独感」を強めていたものは、過去の否定的な経験でした。それでは、どのようなことが否定的な経験としてあげられるのでしょうか。汗の困りごとを抱える本人たちの声としては、「汗で濡れている」「気持ち悪い」「臭い」などと言われた経験などがあげられていました。

　これらの調査結果からわかることは、周囲の理解不足により、汗の問題を抱える人たちは孤独感を強めており、対人関係の中で汗に関して傷ついた経験がさらに孤独感を強めていたということです。そうであれば、少なくとも周囲の汗に対する理解を促進させることは急務です。また、そっとしてほしい人にはそっとしておきながらも、本人がいつでも自主的に汗に関する情報や相談窓口などにアクセスできる環境をつくっておくことが大切になります。同時に汗に対して、寛容的に受け入れる温かい環境を作ることも不可欠でしょう。

　私たちの研究[6]では、汗に関する他者からのネガティブな評価等が多汗の人たちにとって、人との接触や社会生活を回避してしまう傾向を強めてしまうことがわかりました。周囲の人たちの汗へのネガティブなイメージは、子どもたちにも影響を与えるため、汗に対する正確な知識の提供が必要となるのです。

　それでは、汗に関する悩みの内容や、多汗症の症状について、周囲の人は、どのようにして「しる」ことができるでしょうか。

　もちろん、自分自身で自発的に、汗に関する情報にアクセスすることもできますが、そもそも汗に対する関心や興味がなければ、情報へのアクセスも生じてこないでしょう。そこで、私たちは、汗の理解教育として、まずはパンフレットやホームページなどを作成して、多くの人の目に留まる機会を増やしていくことや、授業や健康教育を通して多くの人たちに情報を発信していくことが必要なのではないかと考えました。ここではいくつかの教材を紹介したいと思います。

多汗症患者本人の声を通して「しる」：多汗症ドキュメンタリー『Voice 〜伝える先に見えるもの〜』

　多汗症に関するドキュメンタリー映像に、『Voice』という作品があります。私（藤後）がこの動画を知ったのは、子どもからの LINE のメッセージでした。私自身汗をあまりかかないため、子どもが汗で困っているといっても「汗ぐらい」と正直思ってしまっているふしがありました。そのことは子どもも感じていたようで、汗の話になると子どもは不機嫌になっていました。そのようなとき、LINE で「これ見て」と『Voice』の URL が送られてきたのでした。

　『Voice』は、多汗症患者でもある本間洸貴さんが監督として 2019 年に作成したものです。このドキュメンタリーは、多汗症患者さんたちの生の声を集めたものです。その中の一人の女性は、シンガーソングライターです。その女性が舞台で多汗症を告白するまでの様子を多汗症の説明とともに映像として追っています。約 25 分の映像となっており、誰もが見れるように YouTube でも公開されているものと、教育用に使用するために申請して無料で貸し出してもらえるものがあります。

　内容の紹介は、本間さんが代表を務める「本間映像」の Web サイト [6) 上に紹介されているものを引用します。

　　「多汗症」日常生活に支障を来たすほどの大量発汗が生じる疾患。根本的な治療法はなく、特効薬もない。認知度が低く、周囲に理解されづらいことから、自らの病状を隠す患者も多い。その特徴から「サイレントハンディキャップ〜沈黙の障害〜」とも呼ばれている。そんな環境下に置かれた多汗症患者は、何を感じ、症状と向き合うのか。多汗症患者自らが監督となり、カメラを回し、実態に迫っていく。その取材過程で出会った一人の女性シンガーソングライター。彼女が音楽を始めたきっかけも多汗症だった。今まで言えずにいた胸のうちをワンマンライブでついに打ち明ける……。

『Voice』は、第 4 回 渋谷 TANPEN 映画祭 First Select 選抜、第 4 回いぶすき映画祭 ドキュメンタリー部門賞受賞、オレゴンドキュメンタリー映画祭 Summer2022 最優秀国際監督賞を受賞されています。本間監督のコメントが次のように書かれています。

> 今回の作品のテーマである、「多汗症」。監督である私自身も、この疾患を抱えている一人です。世間的にこの疾患のことはあまり認知されておらず、生きづらい思いをしている当事者の方が多いです。この疾患の認知度の低さを何とか変えたいと、今回の企画に至りました。この疾患の悩みは、学生時代も、そして社会人になってからも、決して消えることはありませんでした。とにかく、認知度があまりにも低いから"ただの汗かき"で終わってしまうことが多いです。そうした現状を変えたかった。この現状を伝えたかった。だから私はこの現状を"映像"という形で表現しようと思いました。

『Voice』は、まさに監督の想いが反映されている映像だと思います。

私たちは、『Voice』を観たことをきっかけに、ぜひ本間監督に直接お話を伺ってみたいと思い、その機会を得ました。本間監督が『Voice』を作るきっかけは前述のご自身のお言葉通りですが、実際に生の声を伺う中で、多汗症の方々の抱える知られざる苦悩を痛切に感じることができました。本間監督の想いを伺う中で、私たちも何かできないかという想いにかられ、多汗症に関する研究をスタートしたのでした。

いわば、私たちにとって多汗症を他人ごとではなく自分ごととして考えるきっかけになったものが、この作品だったともいえます。ぜひ一人でも多くの方にこの映像を見ていただきたいと願っています。多汗症の皆さんだけではなく、何か日々の生活や生き方に、行き詰まりや壁を感じている皆さんにも『一歩踏み出す勇気』を与えられることができる作品だと思っています。

『Voice』は、授業や教育現場での活用が可能とのことです。申し込みの手続

きは、本間映像のホームページ上（https://www.homma-movie.com/voice）に書かれていますので、参考にしてください。

私たちの実践〜多汗症のパンフレット作成と配布〜

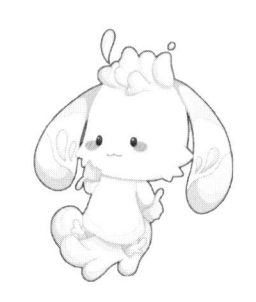

図2-6　多汗症キャラクター
「たかんちゃん」
（イラスト：みょんた）

多汗症の周知のためには、さまざまな場所で、多汗症に関する情報があるとよいのではと思い、多汗症に興味がある学生たちとパンフレットを作成することにしました。作成のメンバーは、編者である私たち（藤後・山極）に加え、本書第7章の執筆担当者である精神科医の田所重紀先生、皮膚科医の細谷律子先生にも加わってもらいました。2種類のバージョンを作りました。学生が主体となって作成したパンフレットのキャラクターは「たかんちゃん」です（図2-6）。汗は汚いというイメージを払拭してもらいたいという願いから、「かわいく」「親しみやすい」キャラクターにしてもらいました。

パンフレットを作成するにあたり何を載せるかを学生と話し合い、その中で「多汗症患者が人口の10％で10人に1人もいるということ、その割には受診率が少ないこと」「障害者総合支援法により『難病等』に該当すること」「発病の部位や原因」「チェックリスト」「汗への対処方法」などが伝えられたら良い

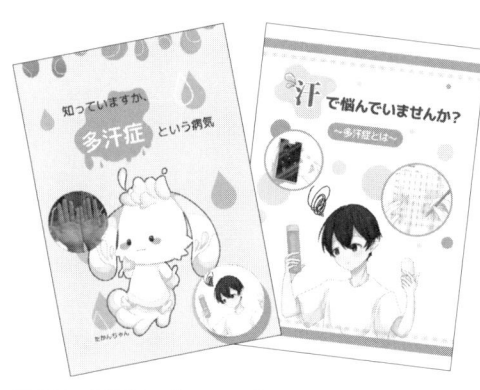

図2-7　多汗症のパンフレット

という意見が挙がりました。最後に、気持ちが楽になるコラムなどもほしいねということで、第7章にも取り上げている森田療法の視点からのコラムを入れています。

完成版のパンフレットが図2-7です。これは汗に困っている人たちに手に取ってもら

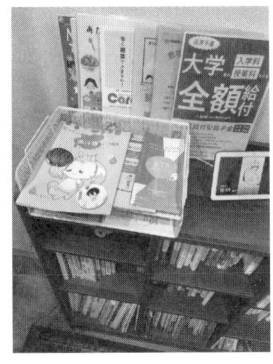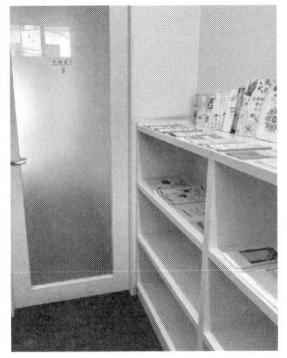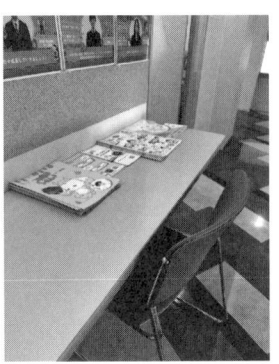

図 2-8　多汗症パンフレットの配置場所
（左：SODA、中央：大学の学生相談室前、右：高校の職員室前）

いたいパンフレットであるのと同時に、周囲の方々にも知ってもらいたい内容
です。汗で困っている方々がご自身の症状が多汗症と気づいていなくても、周
囲の人が気づいてあげることで何かが変わってくるかもしれません。

　現在、このパンフレットは大学内の学生相談室に置いたり、高校の保健室に
置いてもらったり、幼稚園や保育園に、公的機関に置いてもらっています。図
2-8 は、東京都足立区の「あだち若者サポートテラス SODA」、大学の学生相
談室、高校の職員室前に置いてもらっている様子です。SODA は、足立区の
北千住にある若者向けのメンタルヘルスに関する困りごとに関して早期相談や
支援を無料で行っており、精神科医・精神保健福祉士・公認心理師による専門
チームが、それぞれの問題解決に向けてサポートします。この場に来る若い人
の多くは、何らかの困りごとがある人ですが、もしかしたらその背景の一つに
「汗」の問題が隠れているかもしれません。ここでは「汗」を主訴として相談
に来る人は、ほとんどいませんが、パンフレットを目にすることで、隠れてい
る問題としての「汗」に本人自身が気づくきっかけになるかもしれませんし、
このパンフレットを通して周囲の人の理解が深まるかもしれません。

紙芝居による発汗教育

　小さい頃から「汗」について知ってもらい、汗の機能的な理解を促し、汗を

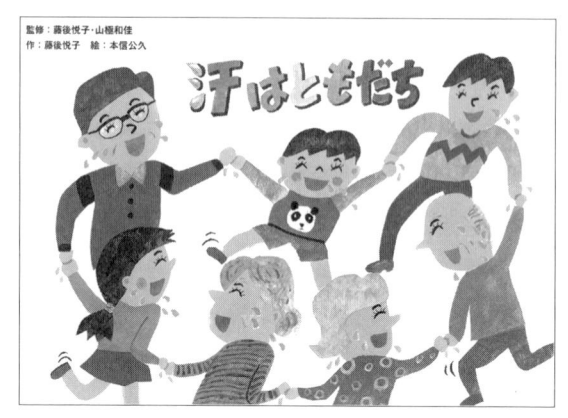

図2-9　発汗教育の紙芝居

かくことに対する偏見をなくすために、『汗はともだち』という紙芝居（図2-9）を作りました。汗は私たちを熱さから守ってくれる大切なものであることを伝えながら、汗をかくことは自然なことであることを描いています。ただし、汗での困りごとも取り上げ、もし汗で困っている人がいたら、どのようにして助けてあげることができるかについても考えてもらえるよう工夫しています。ぜひさまざまな教育現場で活用していただければと思います。

●● （2）「かかわる」：家族・クラスメイト・教師・職場・習いごとなどの指導者

　第1章の事例で見てきたように、汗に関する悩みごとは、家庭の場面のみでなく、学校、職場、バイト先、習いごとや部活動などさまざまな場面で生じてきます。その悩みは、汗が多いことで生じる物理的、生理的な不快感のみでなく、対人関係の中で増長することが多いことはこれまで紹介してきたとおりです。一般的に子どもたちが成長する過程で身近にかかわる人たちとは、学校や部活動の友だちや先生、職場やバイト先の人たち、習い事の先生などがあげられます。子どもたちは、周囲の人たちのさりげないやさしさにより、救われることも多いのです。

　私たちは、子どもたちに地域でスポーツを教えている指導者122名に、多

汗症について知っているか聞いてみました（コラム参照）。最近テレビなどでも多汗症に関する啓発がなされるようになったため、思った以上に名前は知っていましたが、知っている内容は「汗かき」と答えている方が半数でした。その中の約 31％の人は、「日常に支障がでる」や「全身と局所」など一定の知識を持っている方もいらっしゃいました。しかしながら実際にどのような支援をしたらよいのか、戸惑う指導者も多く、何もやっていない、特に気にかけていない方が大半のようでした。

　この結果を受けて、まずは子どもと関わる大人の方々に、汗で困っている子どもと「かかわる」ための「しる」機会を提供することにしました。私たちが実施した心理教育プログラムを紹介します。

私たちの実践〜心理教育プログラム〜

　第 1 章で紹介したように、汗に関する悩みを多くの学生がもっていることがわかりましたので、学生と日頃接する機会が多い大学の学生支援の職員に汗に関する心理教育プログラムとしてオンデマンド教材を受講してもらうこととしました。私たちが作成したオンデマンド教材の内容は 3 つからできています。「心身相関について」「多汗症について」「不安との付き合い方について」です。それぞれ約 15 分程度の教材となっています。

　私たちが実施したプログラムでは、各自自宅で視聴してもらい、その後感想を書いてもらいました。心理教育プログラムの有効性に関しては、内容の理解のしやすさや新しく得られた知識については、すべての受講生から内容を「理解できた」、新しい知識が「得られた」との回答が得られました。

　ここでは、自由記述の回答について、いくつかを紹介します。

◆「身体の症状が、心身の状態によって影響を受けるだろうということは、感覚的に理解していたが、図解されて説明されたことで心身状態との関連がよくわかった」

◆「多汗症は知ってはいたが、どの程度の人が病院を受診していて、どの

ような要因があるかなどは、今回視聴した内容で初めて知ることができた」

◆「汗という日常で出やすいものであるからこそ心身への影響も大きく、周りの理解等も必要になるものだと再認識できた」

◆「多汗症が原因で労働生産性や学習能率が低下傾向にあること」

◆「ただ単に汗をかいているのではなく、もしかしたら汗に悩んでいるのかもしれないと意識しながら学生（他者）と接することができそうです」

日常での学生への支援において漠然と認識としていたものが、オンデマンド教材によって知識としての理解が深まったようでした。多汗症の詳細に関する知識が得られたことで、多汗症と心理的要因との関連および周囲の理解と支援の必要性に関する認識が深まっていました。また、学生や子どもたちが多汗症であった場合の対応や、周囲の学生や子どもたちへの理解促進への活用性が示されました。心理教育プログラムの充実・発展に関するアイディアについて求めた自由記述回答では、

◆「低学年になるほど、保護者と教育機関である学校がどのようにとらえるかも重要だと思うので、生徒向け、保護者、教育機関向けに説明があるとより理解や受け入れ体制が整うと思います」

など、多汗症患者の周囲の人々に焦点をあてた内容を求められることが示されました。

これらの結果から、心理教育プログラムは、学生を支援する大人たちに、心と身体の関係および多汗症に関する知識を提供することで、学生支援・指導へ活用できることが分かりました。また、この研究からは、周囲の大人の関わりや影響が大きい低年齢の生徒や児童を対象とする場合には、この年代に関わる人たちに焦点を絞った内容が必要であることも示されました。

COLUMN 汗の悩みについて、周囲はどの程度理解がある？

　それでは、周囲の人たちは多汗症に関して、どの程度の理解があるのでしょうか。ここでは、地域でスポーツに関わる指導者たち 122 名（男性 85 名、女性 36 名、無回答 1 名）に行ったアンケート結果をご紹介します。

　アンケートでは、多汗症の内容に関する知識、具体的な知識内容、多汗症が指定難病であることなどについて尋ねました。多汗症に関する情報について確認してたところ、知っている 7 件（5.7％）、少し知っている 32 件（26.2％）、ほとんど知らない 26 件（21.3％）、あまり知らない 45 件（36.9％）、無回答 12 件（9.8％）の合計 122 件でした。

　次に多汗症について持っている知識の具体的なエピソードを表 2-3 にまとめてみました。自由記述の内容は、「発汗量が多い」24 件（50.0％）、「多汗症に関連する知識」15 件（31.3％）、「精神的緊張や体温変化」5 件（10.4％）、「誤った知識」1 件（2.0％）、ネガティブなイメージ 1 件（2.1％）となっていました。汗が多いというイメージを持っているものの、大変さや身体的疾患であることなどの記述はほぼ見られませんでした。また 1 件ですが「体臭の強い人」などのネガティブなイメージの記述もありました。

表 2-3　子どもに関わる地域の大人（スポーツ指導者）の多汗症に関する知識

カテゴリー	具体例	件数	％
発汗量が多い	汗かき 人より多くの汗をかく	24	50.0
多汗症に関連する知識	日常に支障が出る程度に手汗が出る 全身に汗が増加する全身性多汗症と体の一部に汗が増える局所多汗症	15	31.3
精神的緊張や体温変化	緊張して汗をかく	5	10.4
誤った知識	手足顔頭など体全体に汗をかくのではなく、そこだけに多くかく	1	2.1
ネガティブなイメージ	体臭の強い人	1	2.1
わからない	神経的な要因か身体的な要因かわからない	2	4.2

出所：藤後悦子・山極和佳・田所重紀（2023），多汗症を背景とした不適応行動に関する調査―森田療法的視座を取り入れた心理教育プログラムの開発に向けての予備調査―メンタルヘルス岡本記念財団研究助成報告集, *34,* 39-44.

◉◑　（3）「ささえる」：親・家族など

　さて、最後に多汗症の患者に最も身近な存在である親や家族の関わりについて見ていきます。

　多汗で苦しんでいる子どもたちの苦しみを目の当たりにするのは親かもしれません。とはいうものの、子どもの状況を親であればすべて理解しているわけではありません。

　かくいう私自身の経験を少しお話しします。私の子どもが汗かきであることは、なんとなく知っていましたが、ただ状況を知っているという程度でした。子どもが高校生になって、自身の言葉で訴えてくるまでは、正直その大変さには気づいていませんでした。もっと正確に言うなら、大変さを訴えられても「汗はみんながかくものだからね」とあまり気に留めていませんでした。

　私たちのインタビュー調査でも「親がわかってくれなかった」「理解してもらえなかった」という発言が聞かれました。まさに他人ごとではありません。そこで汗にまつわる研究を調べてみたのですが、そもそも心理学的な研究が少なく、「汗」の悩みを抱える子どものことを親がどのように理解し対応しているのか、という親の視点を取り入れた研究はほとんど見当たりませんでした。

　そこで私たちは、子どもに近い存在である母親が子どもの「汗」の状態をどのようにとらえているのかを調べてみることにしました（詳しくは次ページのコラム参照）。すると、母親は、子どもが汗で悩みを抱えていることに対して約3割が心配だと答えていました。この数字をどのようにとらえることができるでしょうか。3割が心配しているけれど、7割はそれほど心配していないということになります。

　子どもが汗を気にするようになったと母親が思っている子どもの年齢は、0歳から17歳までばらつきがあり、平均値は11.07歳でした。10歳では18.5％、12歳では19％と小学校高学年で気にし始める子が多いようです。その一方で、11.67％の子どもたちが就学前から気にしていたようだと母親は答えています。

　ここでは母親の心配ごとと、子どもからの訴えの比較を紹介しましょう（表2-4）。

COLUMN 汗 か き の 子 ど も を 持 つ 母 親 の 心 配 ご と

　中高生（中学男女各50名、高校男女各50名）で「汗かき」の子どもを持つ母親200名の母親を対象にしました。母親の平均年齢は、46.84歳です。汗に対して子ども自身がどの程度気にしていると母親が思っているのかを確認したところ、「気にしている」と答えた母親が51件（25.5％）、「やや気にしている」と答えた母親が68件（34.0％）でした。母親から見て「汗かき」と思える子どもの約60％が子どもが汗を気にしていると思っていました。

　汗に関する母親の心配と子どもからの相談内容の違いを表に示しました。子どもからの相談、母親の心配ともに、汗に対する人の目、汗の匂いが上位に挙がりました。母親の心配と子どもからの相談に差があるものは、汗に対する人の目、対人関係における汗に関する困りごと、学校生活における汗に関する困りごとでした。

表2-4　汗に関する母親の心配と子どもからの相談内容（複数回答）

		母親からの心配 n=200	(%)	子どもからの相談 n=180	(%)
1	汗の匂い	97	(48.5)	79	(43.9)
2	汗に対する人の目（汗ジミ、汗の量）	94	(47.0)	115	(63.9)
3	対人関係における汗に関する困りごと	36	(18.0)	16	(8.9)
4	学校生活（授業や部活など）における汗に関する困りごと	55	(27.5)	34	(18.9)
5	汗への対処（洋服や制汗製品の購入等）	53	(26.5)	53	(29.4)
6	汗の治療や病院について	12	(6.0)	12	(6.7)
7	進路選択（進学や職業）における汗に関する困りごと	6	(3.0)	2	(1.1)
8	汗に関する金銭的支出（金銭的負担）	3	(1.5)	4	(2.2)
9	その他	11	(5.5)	12	(6.7)

出所：藤後悦子・山極和佳（2024）．汗かきの中高生をもつ母親の心配事　東京未来大学紀要, *18*, 117-115

　子どもからの訴えと母親の心配ごとについて、同じ項目を尋ねてみました。もちろん、子ども自身に尋ねたわけではないですので、実際の数値は少し異な

るかもしれませんが、少なくとも母親がとらえている状況としては参考になると思います。「汗に対する人の目」は母親の心配よりも子どもからの相談が多く、「対人関係における汗に関する困りごと」と「学校生活（授業や部活など）における汗に関する困りごと」は、母親の心配の方が多いという結果になりました。

　ここで私たちは疑問に思いました。母親が考える子どもの汗に関する困りごとは、実際の発汗量、それに対する子ども自身の受け止め方、周囲や親自身の受け止め方によって異なってくるのでしょうか。例えば、私自身は汗をあまりかかないために、子どもが訴えてもよく状況がわかりませんでした。私の場合、子どもの汗に関しての感受性が弱かったのかもしれません。もし汗で大変な思いをしている方であれば、より敏感に子どもの汗に関する困りごとを受け止めることができたのかもしれません。

　もう少し調査結果を見てみます。母親たちは、子どもの汗に関する相談を夫（26.5％）にしていることが多く、続いてかかりつけ医（9.0％）や教師（8.0％）となりました。一方で、「誰にも相談したことがない」母親が61.5％にのぼりました。これは私も実感することです。私自身、機会あるごとに汗に対しての大変さを話題にしたり相談してみたりしてみましたが、相手はそれほど関心を持ってくれるわけでもなく、「気持ちの問題」と取り扱われることも多く、不甲斐ない思いをした経験があります。

　このことから考えても、親子ともに汗に関する孤立感が高まっている可能性が示唆されます。別の調査[2]でも多汗症に関する医療機関への受診は少なく、約3割前後の子ども、および母親が医療機関に行くのは大げさだととらえていました。どのような治療を受けることになるのか不安であったり、そもそも医療機関で治療できることを知らなかったりしていたのです。私たちにできることは、まず多汗症に対する適切な知識を伝え、医療機関も含めて専門職に相談できる機会を作ることだと考えます。

　それでは、親が子どもにできることを考えてみましょう。親ができる最も重要なことは、子どもの話をじっくり聞いてあげることでしょう。親子の会話の

様子を例に示してみました。

基本的な対応方法

A．子どもの声に耳を傾ける。

　　子どもが汗での困りごとを話す際には、否定せずに、自身の価値観を押し付けずに、しっかりと耳を傾ける。

B．子どもの気持に共感し、寄り添う。

　　これは、汗のことに限らないのですが、子どもの今の感情や気持ちはどのようなものかを読み取り、その感情を言葉で表しながら共感してあげるとよいでしょう。

C．一緒に解決策を考える。

D．うまくいかなければ、またA⇒Cを繰り返す。

【会話例 1】

子：「なんか汗で手が滑るから、今日の体育
　　の鉄棒したくない。学校も休みたい」

母：「そんなの体操服でさっと拭けばいいで
　　しょ。みんなも暑くて汗かいてるんだか
　　ら」

子：「でも……」

母：「さっさと学校に行きなさい」

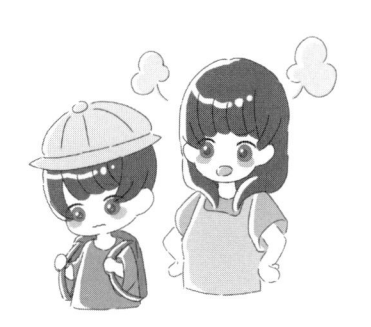

【会話例 2】

子：「なんか汗で手が滑るから、今日の体育の鉄棒したくない。学校も休みた
　　い」

母：「そっか鉄棒したくないんだね。伝えてくれてありがとう」

子：「うん」

母：「しんどいんだね」

子：「うん」

母：「休むこともできるけど、毎回鉄棒のた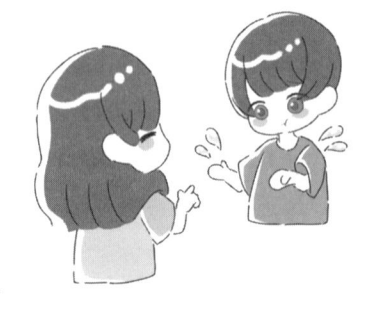
　　びに休まないといけなくなるね。同じよ
　　うに汗で困ることも出てくるかもしれな
　　いから、一度先生に相談してみるのもい
　　いかもね。どうしたい？」

子：「そうだね。今日はつらいから休む。だ
　　けど、いつも休むのもズルいって言われるかもしれないから、一度、先生
　　に相談してみる」

母：「そうだね。一人で言える？手伝った方がいい？」

子：「まずは自分で言ってみる」

母：「うん。わかった。もしうまく言えなかったり、あまりわかってもらえな
　　かったりしたら、また相談してね」

　会話例1と会話例2の違いを見てみましょう。会話例1の場合、子どもは
どんな気持ちになるでしょうか。

　もちろん子どものタイプによっても受け止め方は異なります。思いつめるタ
イプではなく、なんでもすぐに口に出すタイプであれば、さっぱりした母親の
会話例1のタイプがよいかもしれません。しかし多くの場合、汗の悩みをな
かなか言い出せず、やっとの思いで口にすることが多いのです。その場合、会
話例1ですと、もしかしたら気持ちを受けとめてもらえない、わかってもら
えてないと思ってしまうかもしれません。

　次に会話例2を見てみましょう。最初に「鉄棒したくない」と言うことに
対して、「したくないんだね」と同じ言葉を繰り返しています。同じ言葉を繰
り返してあげることで、子どもは「共感してもらえた」という気持ちになりま
す。そして「伝えてくれてありがとう」という言葉は、「相談してよいんだ」
というメッセージを伝えることになります。次に「しんどいね」と母親は言っ
ています。子どもが今感じているであろう気持ちを言葉として代弁してあげて

います。私たちは、気分が落ち込んでいる時、自分がどのような「気持ち」「感情」であるのかを理解することは意外と難しいのです。気持ちを言語化してあげることで、自身の感情理解や自己認識につながることとなります。

　気持ちの共感をしっかりと行った後、会話例２の場合、母親は「子どもが『休みたい』と言った内容を否定せずに『先生に相談すること』」を提案しています。そして子どもが自分で選択して決定することを大切にしています。このようなサイクルを繰り返しながら、子どもの主体性を大切にし、子どもとともに伴走していく姿勢が親としてできることかもしれません。

子どもの行動の背景を理解する

　汗で困っている子どもたちは、どのようにしたら汗の量を抑えることができるのか、どのようにしたら汗の匂いをなくすことができるかと心配のネタは尽きません。そのため、子どもたちは制汗剤や治療器具などの情報に触れるたびに、「これ買ってほしい」「治療したいから専門の遠くの病院に行きたい」「この汗対策の服がないときつい」「洋服も靴も毎回全部洗わないと無理」などと、親にとってはどのように扱ってよいかわからない主張をしてくるかもしれません。ETS 手術（第５章）の情報もネット上にはあふれています。対処グッズもまるで魔法の効果があるようにネット上では宣伝されています。きっと子どもたちは、毎日毎日ネットを眺めながら、これでどうにかなるかもしれないと不安を紛らわせ、期待を持とうとしているかもしれません。だからこそ、自分の主張が通らないと、急に怒ったり、機嫌が悪くなったりするのです。

　このような時、親としてできることは何でしょうか。まずは、子どもの行動の背景にある「困り感」や「しんどさ」に目を向けてあげながら、情報を多面的に与えてあげるとよいでしょう。

　例えば、ETS の手術ですと、メリットのみでなく、デメリットや手術後の後遺症で苦しんでいる情報も併せて伝え、一緒に考えてあげることが大切です。最終的には本人の決定を重視するしかないかもしれませんが少なくとも決定にいたるプロセスを大切にしたいものです。また制汗グッズなどは、親として出

せる予算を伝えてあげながら、「できる範囲」の中で一緒に工夫していくとよいでしょう。

　また、多汗症のサポートグループなど、仲間同士がつながりあえる信頼ある団体などを紹介することも子どもの安心感につながります。この章で紹介した多汗症サポートグループでは、「汗っ子サポート保護者の会」が結成されました。もし親が子どもへの接し方で迷ったり、つらくなったりした際は、お一人で悩まずに心理相談や家族の会などを活用していただければと思います。

引用文献

1）藤本智子・横関博雄・中里良彦・室田浩之・村山直也・大嶋雄一郎・吉岡洋・宗次太吉・羽白誠（2023）．日本皮膚科学会ガイドライン　原発性局所多汗症診療ガイドライン 2023 年改訂版　日本皮膚科学会雑誌, *133*（2），157-188.

2）山極和佳・藤後悦子（2022）．大学生における汗の問題に関する意識――汗のイメージおよび記憶との関連　東京未来大学保育・教職センター紀要, *9*, 125-135.

3）藤後悦子・山極和佳（2023）．汗かきの中高生をもつ母親の心配事　日本心理学会第 87 回大会発表　2A-033-PD.

4）日本公認心理師協会（2022）．医療機関における公認心理師が行う心理支援の実態調査　https://www.mhlw.go.jp/content/12200000/000966884.pdf（2024 年 3 月 25 日閲覧）

5）山極和佳・藤後悦子（2022）．汗の問題を抱える人々の意識と実態――性別および年代による違い――　東京未来大学研究紀要, *17*, 151-160.

6）本間映像　あなたの学校・教育現場で「Voice ～伝える先に見えるもの～」を上映しませんか？　https://www.homma-movie.com/voice（2023 年 12 月 16 日閲覧）

第**3**章

多汗症を通した
より良い社会の実現へ

● 藤後悦子

　この章では、「多汗」のインクルーシブ（包括的：誰もが取りのこされない）な環境を目指して、具体的な環境を検討してみたいと思います。もちろん、全部をすぐに実現できるわけではないかもしれませんが、まずは当事者のニーズを知るというのが問題解決の第一歩です。

1　汗の悩みを抱える人たち

　この章を執筆するにあたり、多汗症サポートグループの皆さんに簡単なアンケートを実施してみました。対象は、男性5名、女性9名の合計14名です。平均年齢は34.2歳。多汗の部位は、手9名、足8名、わき8名、顔3名、頭4名、尻1名、全身6名でした。

　彼らが希望する内容を（1）合理的配慮に関するもの（2）環境の工夫（3）商品開発に関するもの（4）汗に関する情報（5）経済的な支援の5つに分類してみました。一つずつ見ていきましょう。

（1）合理的配慮に関するもの

　合理的配慮に関するものとしては、試験でのハンカチ持ち込み、学校行事への参加方法の工夫、テストや試験への配慮があげられました。これらの中には、すでに配慮が可能なものもあります。例えば大学共通テスト試験では、試験に

> ◆試験でのハンカチ持ち込み
> 　「試験においてはハンカチを当たり前に常備できるよう周知してほしい」
> ◆学校行事への参加方法の工夫
> 　「学校の運動会で、事前申請したら裸足になる競技でも靴を履いたまま参加したい」
> ◆テストや試験への配慮
> 　「テスト時間に少し追加の時間がほしい」（例：テスト時間を 5% 延長するなど）
> 　　　⇒理由：「汗をぬぐう時間が必要」「濡れた紙を乾かしてからしか記入できない」
> 　「試験時の合理的配慮がほしい」

おける主な配慮事項一覧が記載されています。主な配慮事項以外の「その他」には、「滑り止めシートの持参使用」が示されています。また受験上の配慮申請をしなくても試験開始前に監督者に申し出て許可を得てから使用できるものに、「タオル・手袋（多汗症用を含む）」と記載されています。

　大学共通テスト以外の各大学の入試やテストの場合は、それぞれ大学ごとに事前申請がいる場合とそうでない場合に分かれていますが、タオルや手袋に関しては、基本的には申請すれば合理的配慮が認められます。例えば、明治大学の 2023 年度の入試総合サイトには、「以下の場合も申請が必要となります」としながら、その例の一つに「多汗症による手袋の着用、タオルの使用、着替え等」とあります。

　ぜひ合理的配慮に関しては、必要であれば、積極的に申請してみるとよいでしょう。事例が認められることで、さらに新しい可能性が検討できるかもしれません。

（2）環境の工夫

　環境への工夫としては、職場の制服や勤務時間のことがあげられました。多汗で悩んでいる人にとって汗が目立つ色の制服を指定されることは大変苦痛なこととなります。もちろん、制服がある職種を選ばないという選択はありますが、職業選択に制限をかけないためにも、制服に関しては白い服やポロシャツ

> ◆勤務先やアルバイト先の服装
> 「アルバイトで帽子をかぶったり制服を着たりするお店は、涼しいものを用意したり、服装を自由にしたり、配慮してほしいです」
> 「アルバイトや仕事で薄めのTシャツをユニフォーム的に指定するのだけはやめていただきたい」
> ◆勤務時間の融通性や勤務体系の融通性
> 「夏場は特に時差出勤や在宅勤務の取得しやすい制度がほしい（企業によって異なるので）」

など、汗が目立たない色も含めて何種類かの選択式であるとよいでしょう。

　また、第1章の事例でも取り上げましたが、通勤電車の人混みでの接触は多汗の人にとっては大きな負担となります。フレキシブルな勤務時間の導入や在宅勤務の積極的な活用など、パフォーマンスが下がらない中で勤務体制の工夫の幅が広がるとありがたいと思われます。

 （3）商品開発に関するもの

　商品開発については、衣類や生活グッズに関する内容があがりました。

> ◆汗に強い衣料関係
> 「デザインは重視しなくていいから、単に通気性の高い靴を販売してほしい」
> 「濡れても色が変わらない（汗シミがわからない）衣類がたくさん開発されるといい」
> ◆服屋で多汗症コーナーがほしい
> 「汗が染みない靴下を気軽に手に入れたい」
> 「洗える制服がほしい」
> ◆生活グッズの開発
> 「濡れないノートなど、日常生活をもう少し快適に送れる生活グッズがまとまって探せるとありがたい」

 （4）汗に関する情報

　汗に関する情報としては、製品の強度に関するものが挙げられました。汗対策のグッズは、多く出回っていますが、実際にどの程度対応しているのかがわ

◆汗対策の程度の指標

「衣服タグに汗対策製品である表示、いずれも本当にほしいです……」

「一般的なデオドランド商品など、『汗に強い！』みたいな宣伝文句では、どうせ多汗症には効かないでしょ……と疑心暗鬼になってしまう」

「『多汗症専用商品』みたいなものがあるといいなぁと思う！」

「手洗いマークのように『汗に強いマーク』の指標をつくって、衣服や靴サンダルにタグを掲載してほしい」

「洗濯マークの工夫」

◆「汗」に関する情報の提示

「飲み会開催時の『お座敷』（靴を脱ぐ機会）の有無やお店の『お座敷』情報がほしい」

かりづらいものです。何か一定の基準があり、５段階などで示してもらえると、多汗症に対応している商品かどうかがわかりやすくなってよいという声があがっていました。

　それから飲食店のお座敷情報というのも、以前インタビューをさせていただいた際にも話題としてあがっていました。手足の多汗症の方は、手はその場でふくことができますが、足は汗がこもりやすく、靴を脱ぐと匂いが充満してしまうことがあります。特に急に飲み会に誘われて替えの靴下などを持っていないと、自分の匂いの心配ばかりで何も手につかなくなってしまいます。

（5）経済的な支援

　最後に、経済的な支援についてもコメントが示されました。多汗症の治療は、即効性があるものが少ないため、患者自身での日常生活の中での工夫が求められます。洗濯の回数やシャワーやお風呂の回数も人一倍多いでしょう。勿論、制汗剤や汗対策用グッズの購入なども必要ですので、日々の出費は合計すると大きくなります。医療費の補助など何らかの支援があると精神的余裕が出てくるものと思われます。

◆経済的支援
「結局は汗対策や汗を拭う（体温を冷やす）、清潔さを保つ、不快感を与えないために、上記のような備品を買い揃えるので、（もちろん場合により出かけるだけで着替えを用意しなきゃいけなかったり、タオルを余分に持つとか）維持費だけでも金額がバカになりません」
「制度なら、病院で診断されたら医療補助費として認めてほしいです。そのお金を、我慢している美容代とか旅行とかに充てたいです」
「制度としては、多汗症治療の保険が効くものがもっと増えるといいな（イオントフォレーシス（第5章）購入費とか、汗対策グッズなど）。多汗症でいるだけでお金が通常よりかかると思うので」

2　多汗症サポートグループの皆さんの声より

　当事者の集まりである「多汗症サポートグループ」の方々が本書のために直接執筆してくれましたので紹介したいと思います。上記の内容とも重なる点があるとは思いますが、ご本人たちの生の声としてお読みください。

多汗症サポートグループのメンバーより

あったらいいな！　こんな支援

　経済的支援があれば嬉しいです。例えば日常生活において、制汗剤や着替えなどの工夫が必要な患者も多く、汗対策に多くのお金がかかってしまいます。中でも特に患者の経済的負担を強いているのはやはり、「治療」ではないでしょうか。

　現在実施可能な治療は、一回当たりの治療費が高額であったり、継続して治療を行う必要があるため、患者の経済的負担になり得ます。特に、保険適用のない治療法では顕著です。そのため、保険適用の治療法が増えることが望ましいと感じます。

あったらいいな！　学生のための汗対策グッズ

　学生は社会人に比べて制限が多く、かつ思春期ということもあり、汗による

悩みが深刻な時期です。事実、大人よ
りも、青年期の方が汗によるストレス
が多いという研究結果もあるようです。
多汗症を持つ学生の生活を少しでも楽
にするには、どのようなグッズがあれ
ば良いでしょうか？

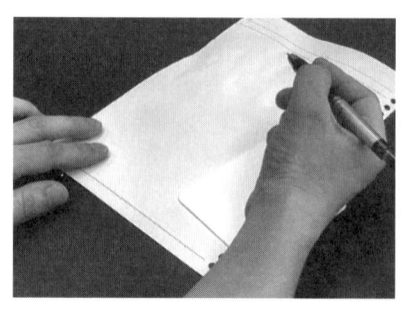

図3-1　「汗らないシート」使用イメージ

　例えば定期テストや入学試験時に持
ち込む、手汗を吸い取るシート（「汗
らないシート」、図3-1）や、顔面・頭部の汗を吸い取るヘアバンドなどが思い
浮かびます。

　また、学生は基本的に制服着用なので衣服が自由に選べず、汗染みや汚れが
気になることも悩みのひとつです。吸水速乾機能のある制服や、毎日洗濯でき
る素材を使った制服の開発が進むと良いと思います。

　加えて汗対策のグッズを使用するため、教育機関の方々にも、多汗症につい
ての理解を深めてもらうという課題もあります。

あったらいいな！　こんな汗対策グッズ

　最後に、日常生活でこんな汗対策グッズがあると生活が楽になるというもの
を考えてみます。このテーマを考えるにあたって、患者さんたちにも多汗症サ
ポートグループ公式 SNS で意見を伺いました。

　一番多かった意見は、「吸水速乾機
能のあるかわいい衣服」や「汗染みし
ないズボン」といった、衣服に関する
希望です。また、「吸水性の高いハン
カチ」「手汗を吸収してくれる手袋」
「座席に座った時にお尻の下に敷く
シート」など実用的なグッズが続きま
す。

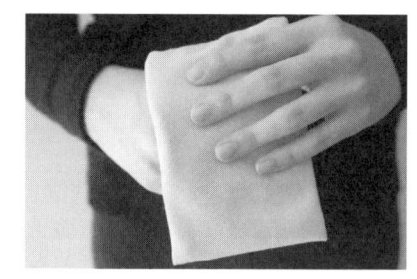

図3-2　テクノゲートウェイ株式会社「珪藻
土ハンカチ」（吸水速乾機能に優れている）

　このように吸水や速乾などの「機能性」、かわいらしさや目立たないといった「デザイン性」を求める声が多いように感じます。それは裏返すと、今は多汗症患者の発汗量に耐え、かつ使いやすいデザインの汗対策グッズが市場に少ない現状にある、とも言えるのではないでしょうか。「多汗症」が社会的に認知され、効果的なグッズ開発の機運が高まり、汗対策の選択肢が増えると嬉しいです。

　ここでは、「患者としてどんなものがあれば嬉しいか」というテーマを考えてきました。一つは「経済的支援」、もう一つは「多様な汗対策グッズ」があがりました。もとより、原発性局所多汗症の根本的な治療法の開発が進み、汗の悩みがなくなることが、一番の喜びであると言えるでしょう。

3　多汗症を通した共生社会の実現に向けて

　私（藤後）は、臨床心理学や特別支援、コミュニティ心理学を専門としており、さまざまな障害の方や病気の方、またマイノリティの立場に置かれた方々と出会うことが多くあります。その立場から「多汗症」の方々が抱える問題について、少し大きな視野で考えてみたいと思います。

　2015 年 9 月に国連で採択された「持続可能な開発目標」として SDGs の重要性が叫ばれています。「世界の貧困をなくす」や「持続可能な世界の実現」を目標としますが、その前提として「誰一人取り残さない」という理念があります。下記に紹介します。

> この「誰一人取り残されない」の実現こそが、まさに共生社会の実現だといえます。共生社会の実現とは、年齢、性別、国籍、障がいの有無などにかかわらず、誰もがその人らしく生きいきと暮らすことができることと言われています。私たちは、年をとれば誰しもが何らかの機能が低下します。共生社会とは決して他人ごとではなく、どのような状態になっても生き生きと暮らすことができる社会です。

　さて、このような視点から多汗を含む共生社会の実現に向けて、今までの研究や実践も踏まえて、このような社会であったらよいなと、自由に想像しながら下記のようなストーリーを考えてみました。

◖◗◗　多汗の「あっちゃん」の物語

多汗の「あっちゃん」が生まれる

　家族みんなが、待ちに待った赤ちゃんが元気よく生まれました。目が真ん丸のぷくぷくした男の子です。生まれた直後に大声で泣いて、みんなを安心させました。名前を「あつし」と名づけ、みんなで「あっちゃん」と呼びました。あっちゃんはすくすくと大きくなっていきました。あっちゃんは、みんなの人気者。あっちゃんの笑顔を見ると、誰もが幸せになるのでした。

　あっちゃんは、よく遊びよく寝る子でした。ベビーカーでお散歩に行くときなど、気づくと全身ずぶ濡れのような汗をかいていました。お昼寝したときにも、おもらししているのではないかと思うぐらい、肌着がぐっしょりになることがしょっちゅうありました。「赤ちゃんだから代謝がいいね」「元気な子だね」と周囲は、誰も気にしませんでした。

あっちゃん保育園に入園

　あっちゃんは1歳からたんぽぽ保育園に入園しました。保育園ではよく食べ、よく遊び、よくけんかもして、毎日楽しく過ごしています。保育園では昼寝があるのですが、毎日泥遊びをした後にシャワーをしてくれるので、すっきりして寝ることができていました。

　たんぽぽ保育園では、子どもらしい生活や遊びなどを大切にしながらも、「健康」、「多様性」などを自然に学べるように工夫されています。「多様性」に関して、保育園には友だちに障害を持った子や外国にルーツを持つ子などが多くいましたが、保育園ではそれが当たりまえの環境でした。ごっこ遊びで使う

人形もいろいろな国の人のものがあり
ました。

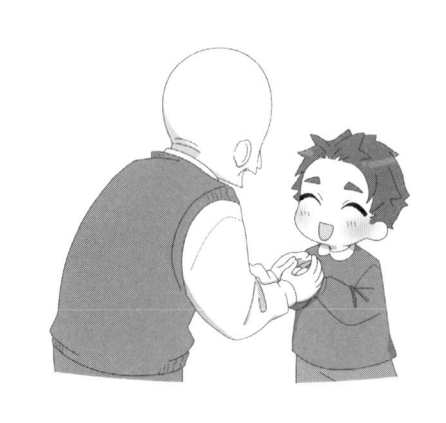

　また、たんぽぽ保育園には、高齢者
施設が併設されており、ご飯や遊びの
時間などは、おじいちゃんやおばあ
ちゃんたちと一緒に過ごします。あっ
ちゃんは、おじいちゃんが大好きで、
おじいちゃんに折り紙をつくってあげ
ようとしました。でも手が汗で濡れてしまい紙がびしょびしょになってしまい
ます。おじいちゃんは、それを見て「あっちゃんの手は温かくていいね。心が
温かいんだね。ほら見てごらん。おじいちゃんの手はかさかさなんだよ。おじ
いちゃんと握手をした後に折り紙をしてごらん。おじいちゃんは、あっちゃん
の手が大好きだから、もし紙が折りにくいなと思ったら、ちゃんと何回もおじ
いちゃんの手を握るんだぞ。いつでも待っとるぞ」と言いました。あっちゃん
は、おじいちゃんが大好きで、おじいちゃんにかっこいい鶴を折ってあげたく
て頑張りました。初めての鶴は少し不格好でしたが、おじいちゃんは大喜びで
あっちゃんを抱っこしてくれました。

　保育園では、先生がたくさんの絵本を読んでくれました。あっちゃんは絵本
が大好きです。先生はたまに、「からだ」や「けんこう」に関する絵本も読ん
でくれます。「歯」「目」「筋肉」「おちんちん」「赤ちゃん」「皮膚」「汗」「すい
みん」などをテーマとした絵本です。子どもたちも絵本が大好きなので、目を
キラキラさせながら聞いています。汗の絵本も見ながら、「汗」は僕たちの体
温の調整をしてくれているすごい働きをしているんだなとあっちゃんはびっく
りしました。まわりの友だちも「汗ってすげー」とびっくりしていました。

あっちゃん小学校に入学

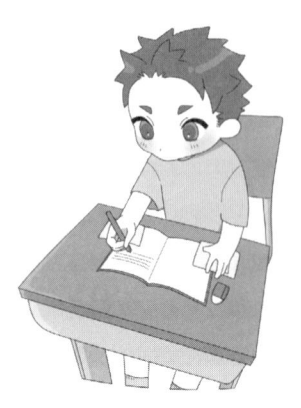

　あっちゃんは小学生になりました。あっちゃんが入学した小学校では、「誰もが自分に必要なものを使っていいですよ」と最初に言われました。「困ったときには先生に相談して、工夫しましょうね」と校長先生が言っていました。「困ったことがよくわからないこともあるかもしれないから、なんとなく学校行きたくないな、嫌な気持ちだな、落ち着かないな」など感じたら、「なんか気持ちがもやもやする」と教えてね。その「もやもや」が何かを一緒に考えていこうね。いつでも話に来ていいからね」と先生が言ってくれて、安心しました。

　小学校の教室では、黒板と机以外にいろいろなグッズのコーナーがありました。先生は最初に説明してくれました。「今からみんなと一緒にこの小学校で勉強していきます。勉強はとても楽しくてわくわくしますよ。だけど、もしお勉強したり、作業をしたり、友だちと活動するときに、ちょっとまわりの音で集中できないなと思うときには、教えてね」

　「まわりの音を聞こえないようにするイヤマフ（図3-3）を使うこともできるし、どうしても身体を動かしたくなったら、教室の後ろにある椅子に座ったり（図3-4）、ぶら下がったりして体を動かすこと（図3-5）もできます。お尻がむずむずするときは、滑り止めがついたぎざぎざシート（図3-6）を使えますよ。どうしても一人になりたいときには、隠れ家で少し時間を過ごすこともできます

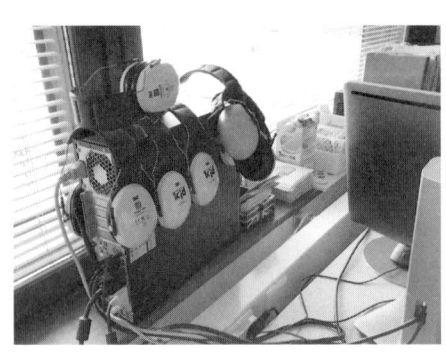

図3-3　教室にあるイヤマフ

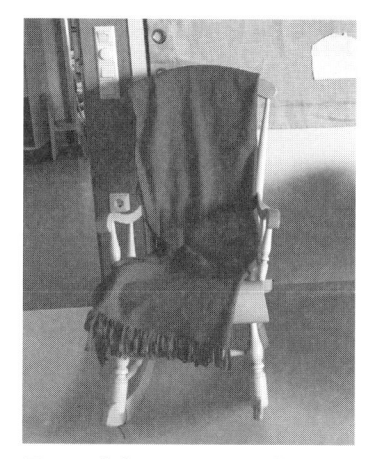

図 3-4　教室にあるロッキングチェア

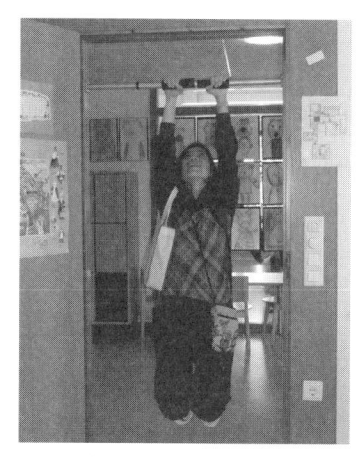

図 3-5　教室にあるぶら下がり棒

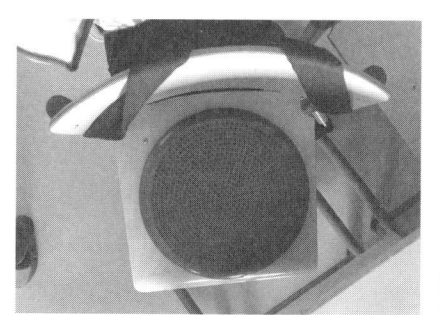

図 3-6　滑り止めつきの座席シート

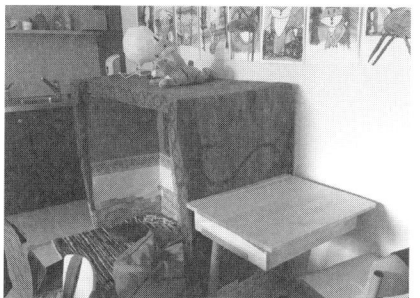

図 3-7　教室の端の隠れ家

（図 3-7）」。「汗でノートが書きづらいときには、こんなシート（第 2 章 83 ページ）を使えますよ。自由に置いておくので、必要な人は使ってね。ただし、物を投げたり、ふざけたりしてみんなの迷惑になることをするのはダメですよ」と話してくれました。

　あっちゃんは、少しほっとしました。実は折り紙を折っていたときのようにおじいちゃんの手がないから、ノートなど汗で汚れないかなと少し心配だったのです。ですが、「お助けコーナー」のところに、白いシートがあって、「汗が出る人はこれ使えばいいよ」って先生が教えてくれたので安心しました。先生もシート使ってたし、友だちもシート使ったり、イヤマフ使ったりしてるから、

あっちゃんもやってみようと思いました。

中学校生活

　あっちゃんは中学生になりました。あっちゃんが通う桜中学校は、文部科学省が全国に推進している学校運営協議会（コミュニティスクール）です。地域の人と、学校とで話し合いながら学校の運営を行っていきます。桜中学には、地域の人が活用できる教室があり、地域の人の交流の場にもなっています。

　さて、あっちゃんは中学になってバスケ部に入りました。この頃には、あっちゃんは自分が「汗」をかくのが多いことを自覚するようになっていました。中学生活で困ることは、運動場の裸足での活動、家庭科で使う針が手で滑ること、着替えの回数、靴の匂い、プリントの配布やテスト用紙が汗で濡れていることでした。困りごとに関しては、小学校からすでにさまざまな工夫がされていましたし、「汗」に関しても、小学校からの申し送りとしてあっちゃんの希望内容も含めて伝えられていました。

　そこで１学期が終わった時点で、保健の先生、担任の先生、部活動の先生、コミュニティスクールのスタッフ、スクールカウンセラーとあっちゃん、保護者を交えて学校で困っていることや工夫できることを話し合うことにしました。

　この中学校でも誰も排除しないというインクルーシブな環境に向けてさまざまな工夫がなされていますので、生徒全員のそれぞれの困りごとに対して、「困ったら工夫をする」「困っている人がいたらサポートする」という風土ができあがっていました。また桜中学校はコミュニティスクールとして運営されていたので、地域の人が出入りするコミュニティ教室もあります。

　あっちゃんの意見を聞きながら、あっちゃんへの工夫として次のようなことを計画しました。

　あっちゃんが困ったことに対して、みんなで知恵を出して考えてくれるので、汗に関する身体的な負担はあるものの、とても心強く感じました。

①手汗を取るシートをどの時間でも使用可とする。
②裸足活動を必要に応じて靴活動に変更可とする。
③一日数回の洗濯タイムと着替えグッズを確保する。

・保健室に多汗症の子の専用の着替えグッズ置き場を用意して、途中に何度か着替えることができる。
・着替え終わった下着や靴下は匂いがきついので、一日何度か洗濯機を回す時間を決めておき、希望者は洗濯する。コミュニティスタッフの人がその役割を担ってくれる。学校から帰るときに洗濯物を持って帰る。またはそのまま着替え置き場に置いておく。
・コミュニティスタッフの人に助けてもらった分、地域の方々へのボランティアを行う。

④バスケ部での工夫は、練習のときからリストバンドを許可する。タオルを自由に使ってよい雰囲気を作る。
⑤靴の匂い取りを学校のコミュニティ教室に設置して、あっちゃん以外にも困っている人がいたら、靴の匂い取りマシーンを使用できるようにする。
⑥主治医の先生にも相談し、塗り薬等も含めて薬との付き合い方も検討する。

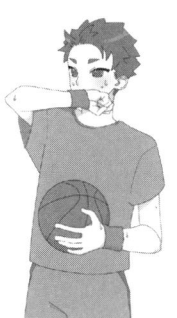

高校生活

　汗への付き合い方がわかってきたので、高校生活を考える際には、高校のレベルや内容とともに通学の方法を慎重に検討しました。特にラッシュ時のことを考えると、人混みが少ない下りの電車を利用するか、距離がさほど遠くない学校を選ぶかなど工夫をしました。通学の範囲を決めたことにより、必然的に選ぶ高校も絞られて、迷いはなくなりました。通学時間の自由がきく通信制高校も考えたのですが、自宅から近い私立の小規模な進学校を選ぶことにしました。

　高校は、中学のような支援を受けられないかもしれませんが、どのようにすれば快適に過ごすことができるのかあっちゃん自身にもわかってましたし、中学からの申し送りもしっかりとあったので、入学前に高校側と話し合う機会を設定してもらいました。

　中学のときにはコミュニティスタッフの人に手助けしてもらっていましたが、それができませんので、自分で保健室に着替えの一式を置かせてもらい、脱いだらすぐにジップロックに入れておいておき、帰りにまとめて持って帰ることを了承してもらいました。学校で洗濯する方法は、もしかしたら同じような悩みを抱えている生徒も多いかもしれないので、高校側も今後検討させてもらうと前向きな姿勢を見せてくれました。

　部活動は、中学と同じバスケ部に入りました。強豪校ではなかったので、人数も多くなく、和気あいあいとしながらもまじめに練習に取り組むことができました。あっちゃんは、経験者ということで、キャプテンを任されました。
　試合の時に汗で滑ってシュートが入らないことがありますが、誰も失敗を責めたりしません。「あつし、お前、バスケの技術高いから、たまに失敗する方がフェイントとして使えるから面白いんじゃね」と仲間たちは面白がってくれます。また仲間にとってもシュートが外れた場合のフォローの仕方を練習することができ、チームとしての実力が上がってきました。

　あっちゃんは高校生になると多汗症のグループに参加するようになりました。お互い学校生活が忙しいので日頃は直接会うことはできませんが、オンラインで定期的に雑談の機会を持ったりしています。

　大学受験が近づいてくるにつれて、また近くの学校を受験した方がよいか少し迷って多汗症グループの仲間に相談したら、「場所で選ぶより、行きたいとこ行ったら？　それでもやっぱり通学大変だったら、大学の近くでひとり暮らししたらいいじゃん」と言ってもらえ、気持ちが吹っ切れました。

大学生になって
　大学受験は不合格も合格も経験して、最終的に

は自宅から1時間以上かかる大学に通うことになりました。人混みが気になるときは、早めの電車に乗ったりと工夫していますが、それほど大変ではありませんでした。

　地元では、中学のコミュニティ教室で世話をしてくれた地域の人との関係はその後もずっと続いており、地域で出会うと気軽に声をかけてくれます。あっちゃんも中学生から地域のボランティアを続けています。すっかりと頼れるお兄さんです。

　大学生になったらやってみたいこと。それは海外に行くことでした。汗のこともももちろん気になるのですが、いろんなことにチャレンジしてみたいという気持ちがどんどん膨らんできました。それと誰にも言ってはないのですが、汗についても試してみたいと思いました。極寒なところと、赤道直下のところで生活したらどうなるかと。まわりは知らない人だから、日本にいる時より他人の目は気にならないし。そもそも、汗はどんな感じになるんだろうと、ちょっと興味もあったのです。

　あっちゃんは、大学2年生の夏休みにはインドに1か月、冬休みにはアラスカに1か月単身で行ってみました。夢は大きくもっていたものの、しょせんは学生の貧乏旅行。大変なこともいっぱいありましたし、海外だから握手を求められたりなどちょっと不自由な思いもしましたが、結論としては、「なんとかなる」でした。汗の心配だけではなく、お金がなくても、言葉が通じなくても、「なんとかなる」という自信がつきました。

社会に出てから

　あっちゃんは、自分の「汗」のことを知る中で、自分がどのようにしたら最大のパフォーマンスを発揮できるのかを冷静に考えることができるようになってきました。自分で工夫できる点は工夫して、周囲の手助けが必要なところはしっかりと主張して、社会的な制度改善に向けてもしっかりと発信するように

心がけました。理解してもらえないこともあるでしょうし、大変なこともあるかもしれません。だからこそ、やりたいことに加えて、何があっても資格や技術などの武器を持てるよう専門性を身につけておこうと思いました。

　就職先は、フレキシブルな出社ができ、在宅勤務を推進しているところを選びました。接待などが予想されるため、会社には多汗症のことを説明して、靴の替えを置けるようにお願いしました。また専用の靴脱臭乾燥機を装備してもらいました。

　たまに満員電車で出勤することがあるものの、やはり苦手意識はあります。満員電車は、汗が流れてきても拭くことができなかったり、隣の人と密着するので、匂いや汗のベタベタで迷惑をかけていないかと気になったりします。多汗症の友だちが「ヘルプマークが便利だよ」と教えてくれたので、あっちゃんもヘルプマークを申請して、必要に応じて優先席を利用させてもらったりもしています。ですが、汗がなくても満員電車は、つらいので、朝活と称して早朝出勤することにしました。すると朝のすがすがしい空気や鳥の鳴き声、日の出などを見ることができ、朝から少し得した気分です。小さな幸せが活力を与えてくれるのです。

　会社では、学生時代から培ってきた情報系の専門性を発揮して活躍しています。今の生活には十分満足していますが、こんなものがあるとより快適に過ごせるかなと、未来の社会を空想しています。

> 例えば、「多汗症」の診断を受けた場合、
> ・診療費と薬代の補助が出ること
> ・夏場の水道代の補助が出ること
> ・ヘルプマークの車両ができて、強冷房コーナーがあること
> ・飲み会のお座敷情報が情報サイトに掲載されていること
> ・汗対応の基準が明確になって、購入が選びやすくなること、など。

　また、「インクルーシブな街」として、全身乾燥脱臭ボックスなどが街中な

どにあってもいいなと思っています。

　これがあると着替えを持ち歩く心配もなくなるなと空想しました。

> ・例えば、駅の近くにある写真撮影機のような形で、乾燥脱臭ボックスというものが街のあらゆる場所にできる。15 分間その中に座って画面で動画などを楽しみながら過ごしていると、手足や靴、そして全身の脱臭と乾燥が可能になる、など。

　コインランドリーや銭湯とのコラボも面白そうです。

> 銭湯に入っているときに、コインランドリーで洋服や靴も洗ってもらえて、銭湯から出てきたらすべて洗濯された服を着ることができる。

　どれも実現には程遠いかもしれませんが、想像するだけで、なんだかワクワクしてきます。このようにあっちゃんは、社会人としてキャリアを磨きながら、自由な発想で日々の生活を楽しんでいます。

結婚そして子育て

　あっちゃんは同僚と付き合って２年目になります。あっちゃんは、結婚や子育てに対しては、正直戸惑いもありました。多汗症の原因は解明されておらず、家族や親戚も多汗症の人がいるため、子どもも同じような多汗症になるかもしれないと思ったからです。かわいそうな目に遭わせるのは忍びないと思ったのです。

　ですが、ふと思いました。僕は「かわいそうな子」だったのだろうか？と。どうもこの感覚は自分にはあてはまりません。そして、自分は幸せかどうかと考えたら、やっぱり幸せだなと思っています。もちろん、汗が多く出るのはうっとうしいし、生活のしづらさはまだまだあります。理解してもらえないこともあります。ただ、自分のやりたい仕事について、さまざまな人と出会い、多くの人から育ててもらったと自負します。

　もし自分の子どもが多汗症であっても、きっと多くの人から愛されて育つの

ではないかと思うのです。社会もより
過ごしやすくなっていると思うし、ま
たみんなで一緒にいろいろな工夫がで
きると楽しいのではないかとも思いま
す。

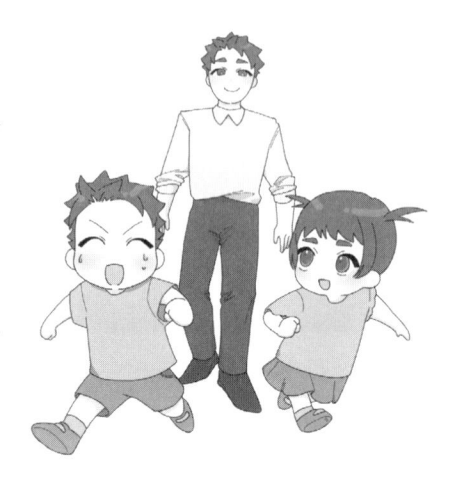

　あっちゃん35歳、今は2人のお父
さんになりました。長女は多汗症では
なかったのですが、長男は多汗症のよ
うです。あっちゃんが赤ちゃんだった
ときと同じように、たくさん汗をかきながら過ごしています。その様子を家族
や地域の人はやはり同じように「元気よく汗かいてるね」と見守ってくれてい
ます。

　以上、「あっちゃん」の歩みを通して、「多汗症を通した共生社会の実現に向
けて」について考えてみました。

●● インクルーシブな社会の実現を考える上で大切にしたいこと

　ここまでのストーリーを振り返ってみます。まずは幼稚園や保育園時代です
が、この時期は子どもたち同士も汗に対する偏見は少ないと思います。この時
期から多様性を受け入れる土壌や身体の機能のことをしっかりと学び、「汗」
を自然に受け入れ、汗に対するリスペクトを養うことができたらと願っていま
す。

　そして小学校です。写真はフィンランドの小学校の教室の中の様子を紹介し
ました。多汗だけではなく、多くの子どもたちが、多かれ少なかれ何らかの援
助が必要となるものです。第2章の自分が必要となる援助の内容を理解し、
それを補うツールをいつでも利用可能であるという環境設定を工夫したいもの
です。

　中学ではあえて、コミュニティスクールを導入してみました。中学生は同質性が高くなる時期で、異質なものを排除する傾向も生じてきます。だからこそ、多様性を受け入れるには、多様な人や多様な年代が日常的に交流できる機会が必要です。特に多様性を包み込むことができる包摂や包容力がある高齢者から温かく見守られて育つ環境は子どもたちの自尊心を育みます。一方、子どもたちも高齢者や自分以外の困っている人に力を貸す経験を行いながら、自己有用感や貢献感を養っていけるとよいでしょう。突飛なストーリーに思ったかもしれませんが、保幼小中の連携は可能です。幼少期からしっかりと多様性を受け入れる、そして地域と学校とが連携する形を作っておけば、さまざまな困難を解決することが可能ですし、地域の困りごとに対しても子どもたちは大いに力を発揮してくれることでしょう。

　思春期までに安定した自己が確立してくると、うまくいかない場面に遭遇しても、自分で建設的な主張をして解決方法を探していくことができます。高校選択や職業選択についても、現状分析を行いながら、自己の生活を確立していくことが可能になります。また同じ悩みを持つピアグループの存在をよりどころにしながら、アイデンティティを確立していくことができるのです。

　結婚や子育ても大きな壁となります。まさにエリクソンの発達課題（第1章）の親密性や世代性に入っていきますが、あっちゃんは「かわいそう」ということや「幸せ」について考えています。自己受容がしっかりとでき、信頼したパートナーから受け入れられている現状は、少なくとも「かわいそう」や「不幸せ」という感覚とは違うものだと実感しています。「幸せ」は、主観的なウェルビーイングとも言われます。自分で幸せと感じられる人生は、多汗かどうかにかかわらず素晴らしいものだと思います。

　このようなプロセスは、多汗症の方のみではなく、さまざまな困難を抱える人にも共通する部分があると思っています。「困難を希望に変える」、これは私たちが勤務する法人の理念ですが、困難から生み出される知恵や仲間を大切にして、創造的な世界につながっていけることを願っています。

第 **2** 部　汗の問題は心の問題？

　第1部では、多汗症の人が日常生活で経験する困りごとを発達時期別に取り上げ、それらの困りごとや心理的な問題に対する治療および支援、多汗症の治療について見てきました。また、多汗症を抱える人のまわりの人々の理解や協力、支援の必要性や、具体的にどのようなことができるのかについても見てきています。第2部の各章では次のとおり、多汗症によるさまざまな問題に対する医学的治療や支援についての専門的な知識を取り上げています。

　第4章「汗の基礎知識」では、多汗症の症状である、「汗」や「汗をかくこと（発汗）」に関する基礎的な知識をまとめています。汗を作り出す器官である汗腺とその種類、汗の役割などについて取り上げています。続く第5章「多汗症の基礎知識」では、多汗症およびその治療法などに関する医学的な知識をまとめています。多汗症の診断基準や重症度分類、疫学などの基礎的な知識や、皮膚科で行われるさまざまな治療法について取り上げています。

　そして第6章「汗による心の健康とQOL（生活の質）への影響」では、多汗症によって生じる精神的不調への心理的支援についてまとめています。多汗症による生活の質や抑うつ、不安への影響、また、精神的不調に対するカウンセリングでの支援について取り上げています。さらに第7章「汗で悩む方に精神科ができること」では、多汗症によって生じる精神的な問題に対する治療についてまとめています。多汗症の人の中には、精神的な問題への治療が必要となる場合もあります。その場合に行われる、精神科や心療内科での医療がどのようなものなのかについて取り上げています。

　これらの専門的な知識を学ぶことで、多汗症やその治療についてより深く理解してみましょう。

第4章

汗の基礎知識

● **藤本智子**（池袋西口ふくろう皮膚科クリニック）

1 汗腺の種類

　汗腺は妊娠 16 週の胎児の手のひら、足の裏に現れ、19 週にはわきの下、22 週にはその他の皮膚に現れるといわれています。28 週頃にはこれらの汗腺が発汗能力を獲得し、徐々に発汗ができるようになります。しかし、生まれたばかりの頃は発汗機能自体が未熟であり、うまく発汗ができない状態にあります。その後、2 歳半までに過ごす生活環境によって、発汗分泌能力を獲得した「能動汗腺」と、分泌能力のない「不能汗腺」が決定するといわれています。その後、能動汗腺の数は生涯増えないとされています [1,2]。

　汗腺には
A. ほぼ全身に存在するエクリン汗腺
B. わきの下や乳輪、陰部などに存在するアポクリン汗腺
C. わきの下に存在するアポエクリン汗腺
の 3 種類が存在します（図 4-1）。

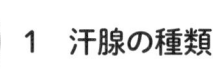 a．エクリン汗腺

エクリン汗腺は、人間（ヒト）のほぼ全身（亀頭、陰核、小陰唇、外耳道、爪

床、唇を除く）に分布し、主に体温調節を行っています。個人差はありますが、ヒトでは 200 〜 500 万 個 ほど存在している汗腺です。哺乳類でも犬や猫、ネズミ等多くの動物は

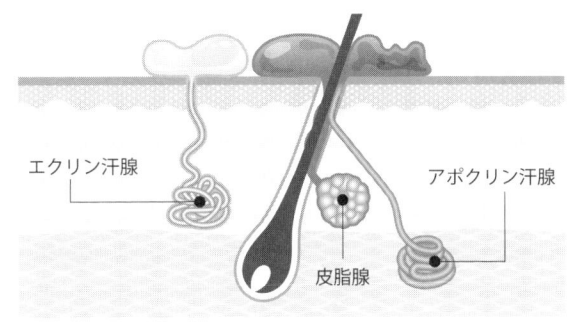

図 4-1　エクリン汗腺とアポクリン汗腺

足裏にしか存在しないため、高温や多湿な環境ではうまく体温が下げられず、水浴びや木陰で体温を下げる等の対応が必要です。一方で、ヒトは全身に汗をかくことによって、長時間体温の上昇を防げるようになりました。そのため、長距離マラソンなどの長時間の運動が可能になったのです。

　エクリン汗腺は、コイルのように折りたたまれた汗の素（原汗）をつくる分泌部（ぶんぴつぶ）と、作った汗が運ばれる直線の導管部（どうかんぶ）から成り立っています。緊張時や、高温多湿の場面では、発汗を起こすための信号が脳で発生し、その命令が交感神経に伝わりますが、その時にアセチルコリンという物質が分泌されます。このアセチルコリンがエクリン汗腺に到達すると、分泌部にある筋上皮細胞（きんじょうひさいぼう）という筋肉が収縮し、汗腺の中に作られている汗が押し出されて皮膚の表面に排出される仕組みです。

b．アポクリン汗腺

　アポクリン汗腺は、わきの下、外耳道、乳輪、外陰部など限られた部分に存在する汗腺です。アポクリン汗腺のヒトの体内での役割はあまりわかっていません。一方で、ヒト以外の哺乳類の多くにおいては交尾の時期に分泌が盛んになり、異性を引き付けるフェロモンとしての役割を担っているといわれています。

　アポクリン汗腺もコイル状に折りたたまれた分泌部と、汗が通る導管部にわかれて毛包部に開口しています。アポクリン汗腺の汗自体は無臭ですが、汗に

含まれる中性脂肪・脂肪酸・たんぱく質・アンモニアなどが、皮脂腺から分泌される皮脂とともに、皮膚表面に押し出されると、皮膚の常在菌によって低級脂肪酸・揮発性硫黄化合物・揮発性ステロイドなどに分解されて、特有の臭いを発します[3]。臭いのほかに、汗の色素であるリポフスチン（過酸化脂質）が衣類の黄ばみを発生させます。身だしなみにも影響するので、気になる人も多いでしょう。

　欧米やアフリカ、中東ではほとんどの人が遺伝的に腋臭体質（わきが）であるため、腋臭が治療対象になることはありません[4,5]。一方で東アジア、日本ではその割合は低く、腋臭が目立つことで日常生活で支障を感じ、治療を希望する場合が少なくありません[6]。

 ### c．アポエクリン汗腺

　思春期以降に腋窩（わき）に出現するとされています。アポエクリン汗腺はアポクリン汗腺と類似の大きな分泌部をもち、エクリン汗腺と同じように表皮に直接開き、発汗能力が高いとされています[7]が、その存在はまだ証明されてはいません。

表 4-1　汗腺の種類と特徴のまとめ

	エクリン汗腺	アポクリン汗腺	アポエクリン汗腺
存在する場所	ほぼ全身に存在	腋窩、乳輪部、外陰部、外耳道に存在	エクリン汗腺同様に腋窩に存在するとされる。
汗の成分	ほぼ水分、わずかに電解質や保湿因子、金属など	水分、蛋白質や脂質、コレステロールを含む	エクリン汗腺と同様の水分が多い汗といわれる
機能・役割	体温調節	不明（フェロモン？）	不明
分泌部の深さ	真皮深層	皮下組織	不明
汗腺の開口部	皮膚表面	毛嚢上部	皮膚表面

COLUMN　哺乳類はそれぞれが汗腺を進化させている？

　動物は毛で覆われていて、寒いところで体温を保つのは得意ですが、一方

で体温を下げるのは苦手です。体重 70kg のヒトが体温を 1 度下げるために
は、100ccの汗をかいて、そのすべてが皮膚から蒸発しなくてはなりません。

　動物の中で汗がかける種は少なく、ヒト以外では一部のサルや馬や牛がい
ます（図 4-2）。馬や牛はヒトと違い、アポクリン汗腺を発達させて進化をし
ました。馬が長距離を全力疾走できるのは汗をかけるからなのです。

　一方で、汗腺があまり発達していない犬が舌を出して身体を冷やしたり、
象が耳をパタパタさせて体温を下げようとしたりしますが、暑い環境では焼
け石に水の状態です。これらの動物は水浴びなどをしないと熱中症になって
しまい、動くのをやめてうずくまってしまいます。

汗をかかない動物	手足のみ汗をかく動物〈エクリン汗腺〉	全身に汗をかく動物	
象・鳥	犬・猫・ネズミ	〈アポクリン汗腺〉ウマ・ウシ	〈エクリン汗腺〉ヒト・サル

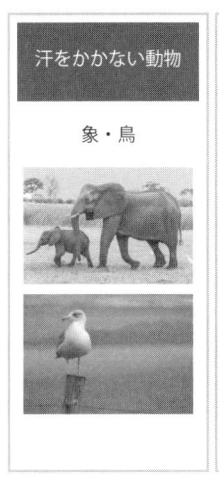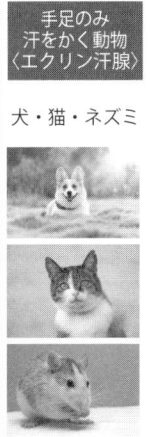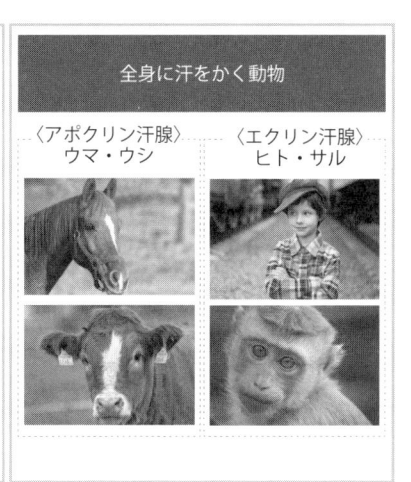

図 4-2　汗をかく動物

2　汗の成分 [8]

　ここから先は、主にエクリン汗腺について解説していきます。

　汗は、血管を流れる血液から作られています。エクリン汗腺の分泌部の前半
（図 4-3）では、まず原汗が作られます。

　その成分は血漿（血液から赤血球などの血球成分を除いた液体）とほぼ同じで、

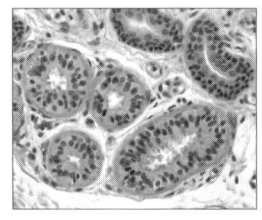

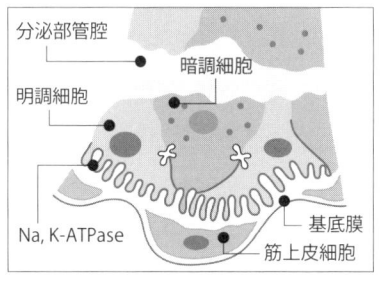

図 4-3　エクリン汗腺の分泌部の模式図

99％以上が水分、残りはイオン（電解質成分）や金属成分です。電解質成分としては、ナトリウムイオン（Na^+）と塩化物イオン（Cl^-）、つまり食塩が多くを占めています。しかし、実際に皮膚の表面から出る汗は、大切な電解質が再吸収された濃度の薄い汗（通常約0.65％程度）となります（いわゆる「いい汗」）。しかし、短時間に多量の汗をかいた場合その再吸収は間に合わなくなり、ナトリウムイオンや塩化物イオンの濃度が高く（約0.9％）なります（いわゆる「悪い汗」）。大量の汗をかいて体内の塩分量が不足したり、水分ばかり補給していると、血液中のナトリウム濃度が薄くなりすぎて、「低ナトリウム血症」になってしまうこともあります。

　その他の電解質としては、カリウムイオン（K^+）、カルシウムイオン（Ca^{2+}）、炭酸水素イオン（HCO_3^-）などが含まれています。また、汗の中に含まれる成分としてアンモニア、尿素、乳酸があります。

　皮膚に排出された汗には血液中よりも高濃度のカリウムイオンが含まれるのに対し、カルシウムイオンの量はわずかで、汗の量が増加するとさらに低下します。炭酸水素イオンとアンモニアは汗の酸性・アルカリ性に関わります。汗の量が少ないと酸性に傾きますが、量が多いと再吸収が減少してアルカリ性になります。アンモニアは有毒なので、血漿中ではアンモニウムイオンで存在します。

　汗に含まれる金属成分としては、鉄、マグネシウム、マンガン、亜鉛、銅、銀、カドミウム、コバルト、水銀などがわずかに含まれています。さらに、抗菌ペプチドという自然免疫に関わる成分が含まれます。また、摂取した食物に含まれる成分、薬剤なども血液中から汗に移行することがわかっています。

COLUMN　　大切なイベントの前はニンニクを控える？

　元気がないとき、アルコールを飲むとき、香辛料が入った料理を食べるとパワーがわいて胃腸も元気に感じる経験は誰にでもあるのではないでしょうか？

　そのような香辛料の中で欠かせない食材の一つがニンニクでしょう。野菜や肉をガーリックバターで炒める、焼肉屋さんでニンニクのホイル焼きを注文する、ラーメンにニンニクをマシマシする……ニンニクを食べたことがない人はごくまれなはずです。しかし、ニンニクにはにおい成分のアリシンという物質が含まれています。

　食事をして胃から吸収され血液中にアリシンがある間、体から出る汗にもアリシンは含まれます。食事のときのニンニク摂取量が多かったり、翌日の発汗量が多かったりする場合は、特ににおいが放出される可能性があります。

　食事の影響が出るのは食後約1日と言われています。大切な用事がある日は前日のニンニクの量は控えめにするのがおすすめです。

3　汗の役割

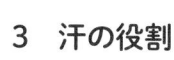 **a．体温調節作用**

　ヒトの体温は 36 〜 37 度に常に保たれるような仕組みになっています。その恒常性に大きく貢献しているのが全身から出る汗であり、特に周囲の気温が体温よりも高いときには、この機能は欠かせません。暑い環境では、手のひら、足の裏以外のほぼ全身から汗が出ます。その発汗を「温熱性発汗（おんねつせいはっかん）」と呼びます。

　体温が下がる仕組みは、気化熱により説明されます。

　通常、液体の物質が気体になる時には熱が必要です。その液体が接しているものから熱を奪うのですが、ヒトの汗が蒸発する際は、汗が接している身体の

部分から熱を奪います。その結果、体温が下がるということになります。体重70kg のヒトが 100g の汗をかき、それがすべて蒸発すると体温が１度上昇するのを防ぐことになります。

　b．保湿作用

汗には天然保湿因子と呼ばれる成分の尿素・乳酸が含まれており、適度な発汗で皮膚の表面は保湿されます。そのため、発汗が減少する冬の時期や、特に発汗量が少ない下肢などには、皮膚の乾燥がよく見られます。一方で、大量の発汗の場合は塩分濃度が高まって皮膚に付着してベタついたり、関節部に汗が残ることで摩擦による皮膚炎を起こしたりすることもあります。過剰な汗については流水で洗い流したり、濡れたおしぼり、タオルでこまめに洗浄したりすることが勧められます。

　c．自然免疫機能：抗菌作用と皮膚バリア機能の維持

皮膚はヒトの体の外側と内側を分けて内側の臓器を守る役割をしていますが、汗の成分のうちの一つである①抗菌ペプチド（デルマシジン、カテリシジン、ディフェンシン）は、外敵（細菌、真菌、ウィルスなど）に対して幅広い抗微生物作用（微生物に直接反応して増殖を防いだり殺菌したりする作用）を示します。

さらに、汗には②プロテアーゼ（カテプシン B・H、カテプシン D、カリクレイン、キニナーゼⅡ、キモトリプシン様酵素）が含まれていることが報告されています。これらのうち、一部の成分は抗菌作用があることがわかっていますが、まだ役割がわからない成分もある状態です。また、汗に含まれる③システインプロテアーゼは阻害物質の分泌を行い、アレルギーを起こす要因となるダニやシステインプロテアーゼ（キウイフルーツやパイナップルに含まれる酵素）を阻害する役割があること、いらない皮膚・角質層の脱落に関わるセリンプロテアーゼの働きを抑制することがわかっています[9]。

4　暑熱順化 [8]

　日本は1年の中に四季があり、年間の気温の差が大きい地域です。冬は気温が低く、日常的に汗をかかない日も続きますが、急に気温や湿度が上がる梅雨から初夏にかけては、熱中症の件数が急激に増えます。これは発汗活動が急な気候の変化に追いつかず、上手に汗が出ないため、熱がこもって起こると言われています。

　暑い環境（暑熱環境）に対応ができる発汗能力を獲得する過程を暑熱順化（しょねつじゅんか）といい、大きくは短期暑熱順化（たんきしょねつじゅんか）と、長期暑熱順化（ちょうきしょねつじゅんか）とに分けられます。

 a．短期暑熱順化

　ヒトは繰り返し（数日から数週間程度）暑熱環境にさらされると、

①発汗が起こる時点の体温が低下する（閾値の低下）
②体温上昇に伴う発汗量の増加の割合が上昇する（汗産生効率の上昇）
③汗腺が分泌する発汗量（最大発汗量）が増加する（汗産生能力が高まる）
④曲導管での塩分（Na^+やCl^-）の再吸収機能が高まる（資源の再利用の効率化）
⑤皮膚血管反応が高まる

といったことが見られるようになります。

　運動習慣のない成人男性の1日の発汗量は約1〜2リットルですが、運動を長期で行っているヒトの場合1日の発汗量は10〜15リットルにも及ぶと言われます。暑熱順化がまだできていない状態では、体温が1度上昇する暑さの中では、心拍数は30拍／分程度の増加がみられますが、暑熱順化後には心拍数の増加が15〜30拍／分程度抑えられることがわかっています。

　暑熱順化にかかる日数には、体温調節中枢機能と汗腺（末梢）機能の両方が関係しますが、中枢機能のほうが汗腺機能よりも早く成立します。中枢機能は

3 〜 5 日後に発現し、14 日後には成立します。一方で、汗腺機能の高まりは 3 〜 7 日後に発現し、14 〜 20 日後に成立するといわれています。

　また、中枢機能と汗腺機能は人工的に別々に暑熱順化を進められることもわかっています。例えば、暑いサウナなどで全身に暑熱負荷をかけるときに、前腕など一部分のみ冷水で冷やした状態を繰り返すと、中枢の発汗機能は高まりますが、一方で前腕部分の汗腺機能は高まりません。

　また常温環境下で前腕など一部のみを温水につけて負荷をかけていくと、中枢機能は高まりませんが、前腕部の発汗機能は高まることがわかっています。

 b．長期暑熱順化

　四季がなく、1 年を通じて一定の高温が続く熱帯地域で長期にわたり生活するヒトにみられる暑熱に対する適応を、長期暑熱順化といいます。

　熱帯地方のヒトと日本に住む日本人に、暑さで負荷をかけた場合には、日本人のほうが早く発汗をしはじめ、発汗量も日本人のほうが多くなります。日本人は発汗は多いのですが、大量の汗は気化せずに水滴として流れてしまい、ほとんどが体温調節には役に立っていない発汗、「無効発汗」になってしまいます。

　これに対し、熱帯地方のヒトは発汗量は少なくても、汗の塩分濃度も低く、より効率よく蒸発させることで体温調節を行っていると考えられます。さらに、熱帯地方のヒトの発汗量が少ないもう一つの理由として、四肢が細く長くやせ型の体型が多いことが挙げられます。つまり、容積あたりの体表面積が大きいため、汗の蒸発によらない熱放散システムも体温低下に貢献している可能性があるのです。

　生まれてから 2 歳半まで過ごした環境で決まる能動汗腺数も日本出生の日本人では約 230 万個であるのに対して、熱帯出生のフィリピン人は約 280 万個と日本人よりも 50 万個も多くなります。反対に、寒帯地域のロシア人は約 140 万個と少ないことから、出生地と汗腺数にも要因があることが考えられます。

　この能動汗腺は人種によらないといわれ、日本人でも熱帯地域で出生すると、熱帯の住民と同じ能動汗腺を持つため、能動汗腺数には遺伝的要因よりも過ごした環境要因の影響が大きいことが考えられます。

COLUMN　赤ちゃんに汗をかかせないのはダメ？

　2歳半までに発汗を作る汗腺になるのかならないのかが決まる能動汗腺。

　過去の論文が研究された頃の熱帯地域では、おそらく冷房などの設備が整っていない環境で幼少期を過ごしたヒトが多かったと思われます。昨今は海外旅行などに行くと近代化した熱帯地方の国々では冷房が完備されていることから、今後の研究では幼少期の過ごし方を加味しなければならないかもしれません。

　日本ではほぼ冷房が整った環境で子育てをしていると思われますし、毎年、猛暑が続くと、そもそも発汗機能が未熟な幼児期に、発汗機能を鍛えるためにと、冷房なしの環境を勧められません。

　温暖化問題と我々の発汗能力は、これまで以上に研究が期待される時代に入ると思われます。

　c. 運動時の発汗と体温調節について [10]

　温熱性発汗（上昇した体温を下げるための汗）は視床下部における深部体温が最大の要因ですが、それに加えてアスリートや普段から運動をしているヒトの発汗に作用するのは非温熱性の要因があると言われています。

　その要因としてはセントラルコマンド（大脳皮質上位中枢からの入力が脳幹の自律神経に作用し、平行して交感神経を刺激するもの）、筋や腱が受け取る刺激、血圧の変化、視床下部の刺激、精神的な影響などが挙げられます。激しい運動をした場合は、発汗が体温変化に先立って起こり、体温維持に貢献している可能性がありますが、いったん体温が上昇すると、これら非温熱要因による発汗

は小さくなる現象がみられます。

COLUMN　太りすぎはなぜ汗かきなのか？

一般的に、「太っているヒトは、そうでない人よりも汗が出やすい」といわれることについて考察してみましょう。

①太っているということは、普段運動をあまりしない生活習慣の人が多いと思われる

体力があるヒトとそうでないヒトに同じ運動強度を負荷すると、運動時の体温上昇は体力がないヒトのほうが大きい≒同じ運動強度の場合は普段トレーニングをしているヒトのほうが発汗量は多いということがわかっています。

つまり、電車で駅の階段を登ると太った人は心拍数が上がり体温が上昇、発汗中枢がそれを感知し発汗を促しますが、普段運動しているヒトよりは発汗が少ないために体温上昇が止められないという現象が起こります。このために一度出た汗が長く出続けるであろうと考えられます。

長く汗をかいている＝汗が出やすいという印象から、「太っているヒトは汗が出やすい」と一般的にいわれるのではないかと思います。

②体脂肪が断熱材の役割をする

北極で生活する動物は厚い毛や皮膚により体を覆われていますが、同時に重要なのは厚い皮下脂肪といわれ、体温の放散を防ぐといわれています（さらにエネルギー源にも活用される）。一般的に太っているヒトの皮下脂肪は厚いことが多く、熱がこもり一度上がった体温が下がりにくいことが予想されます。

＊＊＊

結果として、太っていて汗が多いと感じているヒトについては、

①心拍数が上がる程度の（早歩きやサイクリング等の）運動を定期的に行い心肺能力を高め、筋トレなどで筋力アップを行う。そのことで発汗能力が

上がり体温を有効に下げることが期待できる。

　②食事内容に気をつけ、段階的に適正体重に減量をしていく。体脂肪が減れば放熱による体温低下をスムーズに行うことができると考える。

　という対処方法が考えられます。

◉ 年代別の発汗能力とその伸ばし方

　先に生後 2 歳半までに能動汗腺が決定し、その後一生変わることはないと述べました。そのため、その後の人生では汗のかき方は変わらないと思う人もいるかもしれません。しかし、それは間違いです。能動汗腺は決まってはいるものの、個別の発汗の能力はその後の努力で変えられることがわかっています。

　自然経過では、思春期までの子どもや高齢者は発汗能力が低いため、運動や暑熱環境下ではうまく放熱ができずに熱中症になるリスクも高くなります。しかし思春期以降から成人期（50 歳程度まで）は発汗能力が成熟するのです。

　また、思春期以降から高齢者にかけての幅広い年代でも、普段から発汗機能を鍛えている群については、鍛えていない一般の群と比べて、2 倍程度の発汗能力の上昇が認められます。

　つまり、あきらめずに常日頃汗をかく環境を作ることで、「さらさらとしたいい汗」が出やすく、体温調節がしやすい体になるのです。

COLUMN　アスリートの猛暑時の体温調整対策

　2021 年に行われた東京オリンピックマラソンでは、男子 106 人出場選手中 30 人（28.3 ％）が途中棄権。さらに、日本人の服部勇馬選手はゴール時に深部体温が 40 度で熱中症の状態でした。

　オリンピック選手という、いわば世界最高峰の身体能力をもってしても、このように熱中症になってしまうという事態は予想されていたため、マラソンの開催地には比較的涼しい札幌が選ばれたという経緯があります。

　しかし当日はスタート時の気温が26度、ゴール時の気温が28度と、気温は30度以下であったものの、湿度が70〜80％と非常に高く、熱中症の事例が多発しました。発汗はするものの湿度が高すぎたため、うまく気化できずに体温が下がらなかったと予想されます。

　気化できない汗は無効発汗とも呼ばれます。運動時の環境を考えるときの参考にしたい出来事でした。

参考文献

1）Sato, K., Kang , WH., Saga, K., Sato, KT.（1989）. Biology of sweat glands and their disorders. 1. Normal sweat gland function. *Journal of the American Academy of Dermatology, 20*, 537-563.

2）菅屋潤壼（2017）．汗はすごい――体温，ストレス生体のバランス戦略　筑摩書房

3）乾重樹・板見智（著）細川瓦・坂井靖夫（編）（2012）．腋臭（ワキガ）とはどういうものか？　臭いの生じる原因　全日本病院出版会

4）Yoshiura, K., Kinoshita, A., Ishida, T,. et al.（2006）. A SNP in the ABCC11 gene is the determinant of human earwax type. *Nat Genet, 38*, 324-330.

5）新川詔夫（2007）．耳垢型決定因子としてのABCトランスポーター遺伝子（ABCC11）．最新医学, *62*, 2509-2515.

6）Morioka, D., Ohkubo, F., & Amikura, Y.（2013）. Clinical features of axillary osmidrosis: a retrospective chart review of 723 Japanese patients. *The Journal of dermatology, 40*, 1-5.

7）Sato, K., Leidal R., Sato, F.（1987）. Morphology and development of an apoeccrine sweat gland in human axillae. *The American journal of Physiology, 252*, R166-R180.

8）西村直記（2023）．汗の働きと発汗のメカニズム　*Monthly Book Derma, 335*, 1-7.

9）Yamaga, K., Murota, H.,et al.（2018）. Claudin-3 Loss Causes Leakage of Sweat from the Sweat Gland to Contribute to the Pathogenesis of Atopic Dermatitis. *The journal of Investigative dermatology, 138*, 1279-1287.

10）近藤徳彦（2007）．運動時の発汗と体温調節, Monthly Book Derma, *124*, 20-26.

第5章

多汗症の基礎知識

● 藤本智子（池袋西口ふくろう皮膚科クリニック）

1　多汗症の定義と診断基準・部位による違い

　　a．多汗症の分類

　エクリン汗腺は主に体温調節機能を担っています。そのほかにも、皮膚の表面に適度な湿度を供給する機能、外界の細菌、ウイルスから体を守る作用があります。汗はこのように重要な役割を果たしますが、熱や精神的なストレス、またその他の理由によって頭部・顔面、手のひら（手掌）、足の裏（足底）、わき（腋窩）などに大量の汗をかき、日常生活に支障をきたす状態を原発性局所多汗症と定義しています（注：手のひらと足の裏をまとめて「掌蹠」と呼びます）。

　多汗症は、全身に汗をかく全身性多汗症と、体の一部のみに汗をかく局所性多汗症に分類されます。全身性多汗症には特に原因のない原発性（特発性）全身性多汗症と、他の病気に合併して起きる続発性全身性多汗症があります。続発性には感染症、内分泌代謝異常、神経疾患や薬剤性の全身性多汗症があります。局所性多汗症にも原発性（特発性）と続発性があります（表5-1）。

b．多汗症の病態

　原発性局所多汗症の原因は不明ですが、多汗症の人の汗腺は多汗症ではない

表 5-1　続発性多汗症の原因とその疾患

続発性の全身性多汗症の原因	原因に関わる疾患等
薬剤の副作用	向精神薬 睡眠導入剤 非ステロイド抗炎症薬 ステロイド剤 薬物乱用
循環器疾患	うっ血性心不全 起立性低血圧
感染症	結核 細菌性心内膜炎、敗血症 肝膿瘍、胆管炎 腎盂腎炎
悪性腫瘍	悪性リンパ腫 その他の悪性腫瘍
内分泌・代謝性疾患	甲状腺機能亢進症、先端（末端）肥大症 褐色細胞腫、更年期障害 糖尿病、低血糖、肥満症、尿漏れ インスリノーマ、カルチノイド腫瘍
膠原病	全身性エリテマトーデスなど
神経疾患	脳血管障害、脳腫瘍など 自律神経障害：パーキンソン病など
呼吸不全	
続発性局所性多汗症の原因	原因に関わる疾患
中枢または末梢神経障害による無汗から起こる他の部位の代償性発汗	脳梗塞 脊椎損傷、椎間板ヘルニア 神経障害 ロス症候群
外傷性の末梢神経の誤迷入	フライ症候群 味覚性発汗
皮膚腫瘍	エクリン母斑
精神的負荷	不安障害

人と比較して汗腺数や大きさ・形などの差はみられないことから、発汗機能が高まったために多汗になっていると考えられます。

　発汗現象は、一般的に「温熱性発汗（おんねつせいはっかん）」「精神性発汗（せいしんせいはっかん）」「味覚性発汗（みかくせいはっかん）」の3種類に分類されていますが、手足の発汗とその他の部分の発汗では、経路が違います。

　手のひらや足の裏の発汗は、マウスやイヌ、ネコが足の裏の肉球に汗をかく

のと同じ現象です。動物の足の裏の発汗は、敵から逃げるときや高いところに飛び移るときなどの「滑り止め」の役割を持ちます。

一方で人間の場合は、暗算をするときに緊張・集中したり、恐怖・痛み・不安などの精神的負荷を感じたとき、あるいは深呼吸をしたとき、何かに触れたときの刺激で発汗が誘発されるため，精神性発汗といわれています。手のひらや足の裏は温熱刺激では汗が生じないこと、睡眠によって汗が消えることから、体温調整のために汗をかくのとは違う原因があると考えられています。

先に挙げたような刺激に対して、もしくは明らかな刺激的誘因がなくても病的なまでに継続して大量の汗をかく場合には「原発性手掌（足底）多汗症」と診断されます。手のひら・足の裏の多汗症は早い場合は幼児期に気づかれて、青年期までに発症します。こういった人は家族も多汗症であることが多いため、一部では遺伝的なものに起因する、交感神経の過活動が原因ではないかと推測されています。

その他の部分、頭部や顔面、わきについては、緊張時にももちろん汗をかきますが、基本的には温熱性発汗（体温調整のための発汗）と考えられます。わきは全身と比べて発汗開始の体温が最も低く、全身が発汗しない低体温でも汗をかきます。さらに腕でふさがれているために汗が蒸発しにくく、実際には多汗ではない場合も、「汗をたくさんかいた」「汗かきだ」と認識されることが多いのです。

2 多汗症という病気

原発性局所多汗症は、世界中で報告されており、人類共通の現象といえます。その発症頻度はさまざまですが、それぞれの国での患者抽出方法にも差があるため、今後のさらなる報告が待たれるところです。

日本では、2013年に調査対象とされた5,807人の回答者のうち、原発性局所多汗症は12.8%（腋窩5.75%、手掌5.33%、頭部4.7%、足底2.79%）でした。多汗を発症した平均年齢は手掌で13.8歳、腋窩は19.5歳、足底で15.9歳、

表 5-2　世界における原発性局所多汗症の罹患率と医療機関への受診率

	多汗部位と罹患率		病院への受診率
イスラエル	手掌　0.6 〜 1%	1997 年	-
ドイツ	いずれかの多汗 16.3% 原発性局所多汗 4.6%	2013 年	27%
スウェーデン	原発性局所多汗 5.5%	2016 年	
米国	原発性局所多汗 4.8%	2016 年	51%
中国（上海）	原発性多汗症 14.5% （腋窩 2.5%、掌蹠 5.8%、全身 6.1%）	2016 年	30 歳以降で発症した 多汗症はBMI ＞ 24.9 で有意な罹患率の上
カナダ （バンクーバー）	原発性多汗症 12.3% （腋窩 4.4%、掌蹠 5.7%、全身 2.2%）	2016 年	昇を認めた。
日本	原発性局所多汗症 12.8% （腋窩 5.75%、手掌 5.33%、頭部 4.7%、足底 2.79%）	2013 年	6.2%
日本	原発性局所多汗症 10.0% （腋窩 5.9%、頭部顔面 3.6%、手掌 2.9%、足底 2.3%）	2020 年	4.6%

頭部で 21.2 歳と報告されていて、年齢の分布では 15 〜 54 歳までの年代で 11.4 〜 25.8%、中でも 25 〜 34 歳がピークとなっています。

　10%以上の人が汗のことで困り、また全体の 46.8%が重症を訴えています。しかし、医療機関への受診率は 6.2%と、非常に低い数値を示しました。また、2020 年に日本において 60,969 人を対象に Web 上でのアンケート調査を実施したところ、原発性局所多汗症の有病率は 10.0%（腋窩 5.9%、頭部・顔面 3.6%、手掌 2.9%、足底 2.3%）であり、年代別の有病率は，20 〜 49 歳で 10%以上、20 〜 39 歳がピークの年齢でした（手掌は 15 〜 29 歳）。

　医療機関への受診経験率はわずか 4.6%で、かつ受診継続率は 0.7%と、いまだに医療機関での治療が継続できていない実態が明らかになっています（表 5-2）。

a．どんな症状が多汗症と呼ばれるのか

・**掌蹠多汗症**：精神的緊張により、手のひらおよび足の裏に多量の汗をかく
病的状態です（図 5-1）。未就学時期〜小学校就学時期と、多汗症の中では比較
的早く自覚することが多い症状です。重症例ではしたたり落ちるほどの汗がみ
られます。手足は絶えず湿っていて冷たく、紫色を帯びていることもあります。
汗で長時間湿った皮膚は、痒みを伴ったあせもが生じやすく，それ以外にも表
皮が湿って皮がむけるなどの症状が認められます。精神的緊張が生じたときや、
物を持つ時に手のひらに多量の汗をかきます。日中の覚醒している時間に汗を
かくことが多く、大脳皮質の活動が低下する睡眠中は汗が止まります。

　冬の皮膚血流量が低下するときには減少し、夏の皮膚血流量が増加するとき
には増える傾向にあることから、季節変動のある発汗症といえるでしょう。

　手のひらの多汗は社交活動（握手など）やペーパーワーク、電子機器の操作
等に大きく影響するために、学校生活や社会生活上のさまざまな場面で、生活
の質や労働能率を低下させてしまいます。

・**腋窩多汗症**：わきは精神性発汗と温熱性発汗の共存する特殊な部位といえま
す。腋窩多汗症の人が汗をかく場合は、左右対称に発汗します。手のひらの多
汗を伴うこともあります。第二次性徴を迎える思春期あたりから自覚すること

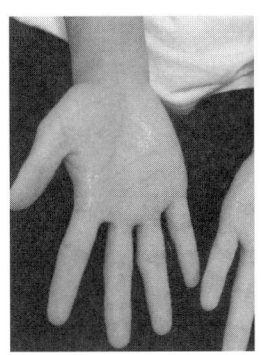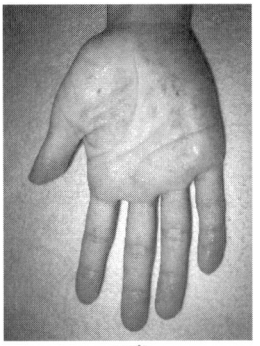

図 5-1　手掌多汗症（左）と異汗性湿疹（汗疱、右）

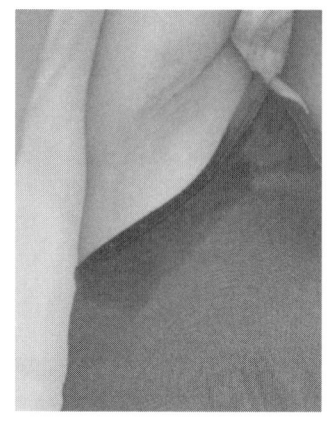

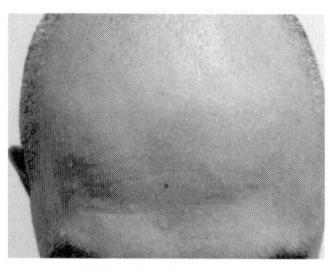

図5-3　頭部多汗症

図5-2　腋窩多汗症

が多く、衣服に汗がにじむことで、身だしなみの面から、症状が重い場合には社会生活に支障をきたします（図5-2）。

・**頭部・顔面多汗症**（とうぶ　がんめんたかんしょう）：男性に多く、長期化することが多い多汗症です。成人を迎える前後で自覚することが多く、耳の上部から側頭部、および前額部から流れ落ちるほどの大量の汗をかきます（図5-3）。熱い食べ物や飲み物をとったあとに、あるいは物理的・精神的ストレスによっても汗が生じます。通常数分で収まりますが、場合によっては数時間から1日中続くこともあります。

◖◗　b．局所多汗症の診断

　局所多汗症の診断基準は、質問形式の問いで行われます。明らかな原因がないのに局所的に過剰に汗をかく状態が6か月以上認められ、さらに以下の6症状のうち2項目以上あてはまる場合を多汗症と診断しています。

1）最初に症状が出るのが25歳以下であること
2）発汗に対称性がみられること
3）睡眠中は発汗が止まっていること

4）1 週間に 1 回以上多汗のエピソードがあること

5）家族歴がみられること

6）それらによって日常生活に支障をきたすこと

　一方で、発症年齢が 50 代以降であったり、左右で汗の量が明らかに違うなどのように、上記の項目から大きく外れる点がある場合は、続発性多汗症、つまり何か別の理由があって多汗になっている可能性がありますので、そのための検査に進んだほうがいい場合があります。

 c．多汗症の重症度

　原発性局所多汗症の重症度は、発汗量を計測してその値によって決めるものではなく、本人の自覚症状で決めることとされます。その重症度は 4 つに分類され、この基準は多汗症疾患重症度評価尺度（Hyperhidrosis disease severity scale: HDSS）と呼ばれます。

1：発汗はまったく気にならず、日常生活にまったく支障がない

2：発汗は我慢できるが、日常生活にときどき支障がある

3：発汗はほとんど我慢できず、日常生活にひんぱんに支障がある

4：発汗は我慢できず、日常生活に常に支障がある

※ 3、4 を重症の指標とする。

COLUMN　　**多汗症で受診したときに診察室で伝えてほしいこと**

　多汗症の人が病院を受診するときには、

①悩んでいる汗の部位

②どのような場面で汗が多く出るか

③多いときにはどの程度の汗が出るのか

④週に何日程度困る機会があるか

などを伝えていただきたいと思います。

　例えば、わきの多汗症の方は、仕事で取引先の人と話すときにはシャツを超えてスーツまで汗でぐっしょりなどということも稀ではありません。しかし、空調の整った外来の待合室で診察を待っているうち、肝心の診察のときには汗が出ていないということがよくあります。診察する側は、その数分の診察の際の汗の量で判断するということはしません。ぜひ、あなたの一番困ってしまう場面の状況を伝えていただきたいと思います。

▇COLUMN▇　汗のことで病院に行ってもいいの？

　汗が多くて悩んでいる方は大勢いらっしゃいます。2023 年の報告では、日本人の 10 人に 1 人は局所多汗症であるという結果が出ており、これは他の疾患と比べても非常に多いといえます。

　病院に来院される方は、市販の制汗剤やデオドラント剤、汗拭きシートやワキ汗パッド、洋服の工夫など、考えうる自分でできる対策は行ってきており、汗対策に時間と費用をかけている報告もあります。確かに自分で取り入れることのできる対策で改善する場合は続けてよいと思われますが、それでも不十分な方は、どうぞ病院を受診してください。

　局所多汗症は命を脅かす悪性腫瘍のような病気ではありませんが、汗により勉強や仕事のパフォーマンスが下がるデータも出ています。自身の実力が出せない日常を送らざるを得ないうちに、精神的にもうつ傾向や不安を抱えてしまうケースも知られています。「汗のことで諦めている日常生活」に思い当たるのであれば、一度受診をして、悩みを話してみましょう。

3　多汗症の治療法

多汗症の治療の進め方と、治療のゴール

　多汗症には、汗が出る部位ごとに行える治療法がそれぞれあります。また、治療は、治療にかかる費用や体への負担、簡便さ、治療効果などを踏まえて決定することになりますが、一般的には金銭的・身体的に負担が少ない治療から順に試していくことが勧められます。

　ここでは実際の治療の進め方を図で示しています（図5-4）。一人の患者に多汗の部位が複数存在する場合や、一つの治療選択肢のみでは十分な汗のコントロールが困難な場合は、複数の治療を組み合わせることも試されてよいでしょう。

　そもそも局所多汗の治療は患者本人が困らなければ行う必要はなく、患者

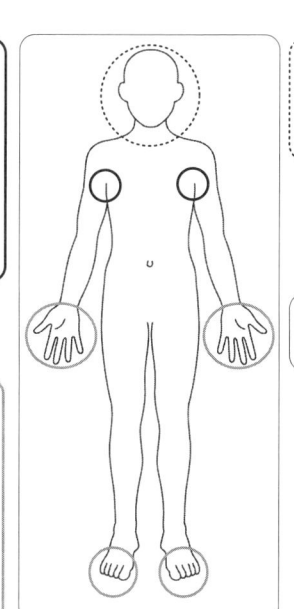

〈腋窩〉
・外用抗コリン薬
・塩化アルミニウム製剤
・内服抗コリン薬
・ボツリヌス毒素製剤
・医療機器による施術
・外科的切除
・胸部交感神経遮断術

〈頭部・顔面〉
・塩化アルミニウム製剤
・内服抗コリン薬
・ボツリヌス毒素製剤

〈全身〉
・内服抗コリン薬

〈手掌・足底〉
・外用抗コリン薬（手掌のみ）
・塩化アルミニウム製剤
・水道水イオントフォレーシス
・内服抗コリン薬
・ボツリヌス毒素製剤
・交感神経ブロック
・胸部交感神経遮断術（手掌のみ）

図 5-4　部位別多汗症治療の選択肢（ガイドラインをもとに筆者加筆）

自らの希望により治療は開始されるべきです。そのため、多汗症の治療のゴールは、患者の生活の中で発汗が起こらないように常にコントロールすることではなく、あくまで多汗のことで損なわれている患者本人の生活の QOL が改善されることにあります。ですから、患者の年齢や職業、生活環境などを考慮し、十分な対話を経た上で、適切な治療選択肢を提示する診療が望まれます。

COLUMN　多汗症の治療は何歳から始めたらいいの？

　多汗症の中でも、幼少時からその症状がみられることが少なくないのは手足の多汗症です。自分では意識していない年齢から汗が多くみられることを、親が先に気がつくことが多いです。幼稚園や保育園に入ると、「友だちと手をつなぐと『濡れているよ』と言われた」「折り紙や粘土をするときに汗でうまくできない」といった困りごとが出てくることが聞かれます。

　では、治療開始は何歳からが適切なのでしょうか。明らかな正解はありませんが、私は長年の経験上「本人が治療をしたい意思があり、治療を自主的に行える頃」とお話ししています。ご両親が、（お子さんが）幼稚園・保育園の集団生活に入ってから汗のことで仲間外れにされる（といけないから）、いじめられないように（入園前から）汗の治療をさせてあげたいと来院されることがあります。幼児に適した治療選択肢は少ない現状があり、できる治療は塩化アルミニウムの外用薬ですが、子どもに負担がなく続けられるようであれば行ってもいいと思います。

　一方で、「汗が出ているから治療をするのだ」という理由づけが過度な場合は、その子どもにとって、多汗症であることの心理的負担、自己肯定感の低下につながることもあり、注意が必要です。可能な限り、周囲の大人、特に学校の先生や習いごとの先生などに多汗症のことを理解してもらい、水に強い紙を使う、鉄棒など滑ってしまうようであれば他の運動を勧めるなど、環境の配慮も同時に行えるとよいと思います。そして、治療に適する年齢になったときには、本人に合う治療を探していきましょう。

a. 塩化アルミニウム外用療法

　原発性局所多汗症の治療として、まず考えられるのが塩化アルミニウム外用療法（表 5-3、図 5-5）です。症状の重さに応じて、単純外用（直接皮膚に塗ること）から密封療法（ODT）まで行われます。軽度の腋窩多汗症や掌蹠多汗症、頭部や顔面に関しては単純外用、中度〜重度の掌蹠多汗症には ODT 療法が望ましいです。

　ODT（occlusive dressing technique）療法とは、寝ている時間を利用して濃度の高い塩化アルミニウムを長時間塗布し、布手袋（または靴下）で覆い、朝洗い流すという治療です。塩化アルミニウムは、皮膚の表面に「ふた」を作る作用があり、濃度が濃いほど、また皮膚に密着する時間が長いほど効果を発揮

表 5-3　塩化アルミニウム製剤の、各多汗症部位に適した剤型と濃度

	手	足	わきの下	頭部	顔面
剤型	ローション／クリーム／軟膏		ローション		
濃度	20 〜 50%		10 〜 20%		

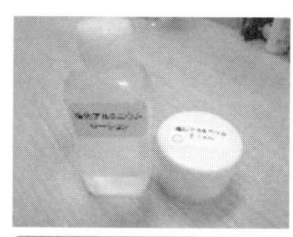

塩化アルミニウムローションとクリーム

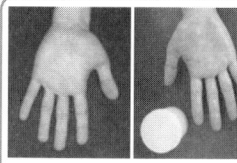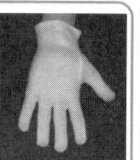

就寝前に塩化アルミニウムクリームを外用し
布手袋を着用して就寝
起床時に手を洗う

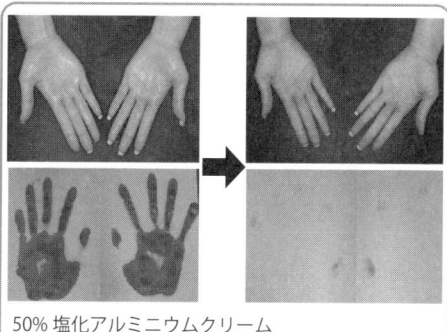

50% 塩化アルミニウムクリーム
ODT 療法の治療 4 週間後

図 5-5　塩化アルミニウム外用療法と
ODT とその効果

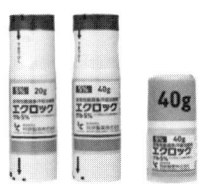 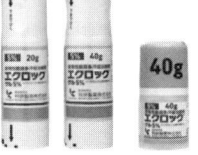 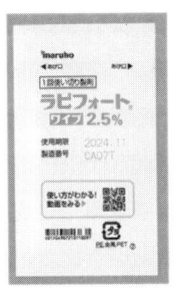 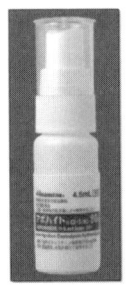

原発性腋窩多汗症　　　原発性腋窩多汗症　　　原発性手掌多汗症

図 5-6　保険適応で承認されている外用抗コリン薬（2023 年現在）

表 5-4　保険適応で承認されている外用抗コリン薬（2023 年現在）

	手	足	わきの下	頭部	顔面
適応	◯	×	◯	×	×
成分	オキシブチニン塩酸塩	×	ソフピロニウム臭化物／グリコピロニウムトシル酸塩水和物	×	×
販売名	アポハイドローション	×	エクロックゲル／ラピフォートワイプ	×	×

します。酸性に傾き皮膚炎を起こす可能性がある薬でもありますが、手のひらや足の裏の皮膚は他の部分よりも厚く、皮膚炎が起こりにくい部位なので、ODT 療法に適しています。ただ塗るだけよりも、はるかに効果的です。

b.　外用抗コリン薬

　外用抗コリン薬は、塗った箇所のエクリン汗腺からの発汗を抑制する薬です。全身性の副作用を軽減できる効果が期待されます。

　2023 年 9 月時点では腋窩多汗症に 2 種類、手掌多汗症に対して 1 種類の製品が保険適用として承認・販売されており、治療の最初に選択する薬として位置づけられます（図 5-6、表 5-4）。

c.　水道水イオントフォレーシス療法

　水道水イオントフォレーシス療法は、患者の手または足を水道水で満たされたトレーに浸し、電極から弱い直流電流を流す治療法（図 5-7）です。手のひ

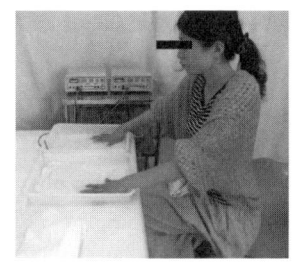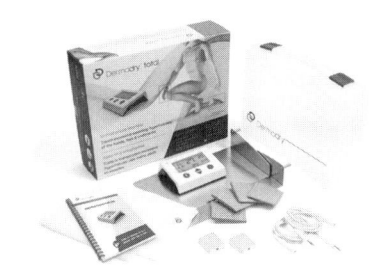

図 5-7　水道水イオントフォレーシス療法

　ら、足の裏に保険適用されており、医療機関に通院して処置を受ける方法と、簡易的に家庭で用いるために患者が個人輸入する方法の 2 種類があります。米国では家庭用イオントフォレーシス購入に保険を請求できる制度がありますが、現在のところ日本ではインターネットなどを通じて個人的に購入するしか方法がありません。

　初回の治療時間は 5 ～ 10 分とし、痛みの感じ方により次回からは電圧を上げ、治療時間を延長（10 ～ 15 分程度）していきます。電極は直接皮膚に触れないような位置に置き使用します。

d.　ボツリヌス毒素療法

　ボツリヌス毒素療法は、ボツリヌス毒素を利用した治療法です。ボツリヌス毒素には、アセチルコリン放出を抑制する作用があります。ボトックスを使用した治療が行われ、重度の腋窩多汗症に対しては保険適用となります。

　しかし、それ以外の症例については保険適用外であり、さらに輸入したボツリヌス毒素を使用しなければなりません。そのため、治療に際しては医師が各自の責任の下、患者に十分なインフォームドコンセントを得た上で投与する必要があります。患者側は、汗が減ることで得られるメリットと、起こりうる副作用について、また保険適応外の施術の場合は費用が高額になることを考慮して、治療を決定することが望ましいでしょう。

　①手のひらの多汗症への投与：掌蹠多汗症へのボツリヌス毒素の投与は、日

本では現在、保険診療としては認められていません。さらに、投与に伴って筋力低下が起こるため、日常生活へは一定期間支障が出ます。この副作用について必ず伝えておかなければなりません（副作用は投与1〜2か月程度をピークに、徐々に改善します）。さらに、強い痛みやかゆみを伴うことにも注意が必要です。

②わきの下の多汗症への投与：腋窩多汗症の患者へのボツリヌス毒素の局所投与は海外を含め日本でも大規模な比較試験が行われていて、その有用性が認められています。2012年11月からは重症型に対して保険診療の適用も認められるようになりました。ほとんどの人が効果を感じ、効果の継続時間も4か月〜1年程度あります。もとの発汗量にもよりますが、平均して約半年程度の効果がみられる治療法です。

③頭部・顔面の多汗症への投与：頭部、顔面の多汗症の患者へボツリヌス毒素を局所的に注射する治療法は、報告例は少ないものの、QOLの改善に有効である例が認められています。ただし、日本では現在保険診療としては認められていません。頭部や顔面に投与する際の副作用としては、筋力の低下が挙げられます。特に、額への投与の際には前頭筋への作用が必ず起こるため、人によってはまぶたが垂れ下がる眼瞼下垂や違和感が起こる可能性があります。さらに顔面では投与できない部位もあるため、施術する医師からの説明を十分受けた上で行うことが望ましい治療法です。

e.　内服療法

内服療法で圧倒的に報告が多いのは抗コリン薬です。日本でも保険適用で処方ができる薬剤としてはプロバンテリン臭化物があります。内服抗コリン薬は、治療法が少ない頭部・顔面多汗症や全身性多汗症に対して用いられることが多い薬剤です。副作用としては口の喝き、眼の乾燥といったものが多く、その他発汗が抑制されることに伴うほてり、高体温、頭痛などもあります。また、まれに起立性低血圧、胃腸不良、尿閉、頻脈、眠気、めまいなどが起こることもあります。

　内服抗コリン薬は、必要なときに頓服として使用します。

COLUMN　　多汗症に漢方は効きますか？

　原発性多汗症は現在のところ原因不明の疾患とされていますが、発汗が起こるまでの経路については、ある程度理解が進んでいます。そのため、発汗を過剰に発生させる経路の過程に働きかける治療法が、これまで述べてきた治療法です。それぞれの治療法については世界的に報告された多くの論文をもとに、効果と副作用をみた上で評価をしています。それと比較して、漢方薬については評価に値する論文というものがないため、多汗症治療のガイドラインには記載がありません。

　漢方薬はさまざまな成分を組み合わせて作られています。一部の疾患（消化器系など）では、漢方薬もその作用のメカニズムが解明され、大規模な人数に投与した際の科学的データが出てきている状況にあります。そのため、今後多汗症においてもそのようなメカニズムが解明されると期待できそうです。現状では「多汗症に用いられる漢方薬は存在し、有効な人もいると考えられるが、一定の評価はできない」という状況にあると思います。

f.　胸部交感神経遮断術

　交感神経遮断術（Endoscopic Thoracic Sympathectomy: ETS）は、交感神経節を切除、クリップ、焼灼（焼き切る）などにより破壊する手術のことです。主に重度の手掌多汗症に対して行われることが多く、効果の高い治療です。手掌の発汗はほぼ100％停止しますが、副作用として代償性発汗（暑いときや運動したときに汗の量が増える状態）が起こります。

　代償性発汗については、発汗の程度を調べられた報告は少なく、患者の主観として評価されているため、発生頻度は報告により異なっています。

　顔面発汗もしくは赤面症に対するETSは、手掌多汗症に対する治療と同じく、交感神経幹の切除、切断、クリップなどが胸腔鏡下で行われています。多

くの報告で 80 ％以上の効果が認められている一方で、術後の代償性発汗は 90 ％以上で起こると多くの報告で示されています。そのため、顔面発汗もしくは赤面症に対する ETS を受ける際には代償性発汗に対する説明を十分に聞いて理解したうえで治療を選択することが望まれます。

COLUMN 代償性発汗（ETS 後の副作用）

　代償性発汗といわれる現象について、その発症のメカニズムは仮説のみで、科学的な論証はない状態です。さらに、発汗の評価についても、多くの論文では「ETS 後に生じる体幹部の多汗」と述べていますが、具体的な発汗部位や程度、どのような状況で発汗するのかなどについての一定の概念はありません。代償性発汗の発症率についても、客観的なデータはなく、すべては患者の主観によるため、データの解析が困難です。

　以上のことから、ETS 後の合併症として、代償性発汗をなくすことは現時点ではできず、その対応は個別の相談となっている現状があります。

g. 神経ブロック・赤外線や低出力レーザー

　薬物による交感神経ブロック（交感神経の伝達機能を一時的に遮断すること）、および赤外線や低出力レーザー照射による星状神経節近傍ブロックは、痛みの治療としての施術が多く、多汗症に対して行われた報告は少ないのが事実です。しかし、有効性と副作用ともに可逆的である（永久的な作用ではない）という特徴から、ETS を実施する前に、その効果や副作用を予測する目的で、交感神経ブロックを用いてもよいと思われます。

　赤外線あるいは低出力レーザーの照射による治療は薬物による神経ブロックに比べ身体への負担が少なく、エビデンスは低いものの、試して良い治療と言えるでしょう。

h. 医療機器による治療

　機器による多汗症の治療は、汗腺の大部分が存在する真皮深層^{しんぴしんそう}から皮下組織の浅い層をそれぞれの方法により加熱することで、汗腺を変性・凝固させ、発汗を抑制するものです。マイクロ波、超音波、高周波、レーザーを利用した報告があります。

　これらの方法は加熱変性させる層を汗腺の存在する層に限定することで、神経損傷を防ぐ工夫がなされています。しかし、手のひらや顔面では加熱時の神経損傷が重大な合併症となる可能性が高いため、現在のところ機器による治療対象は腋窩多汗症のみと考えたほうが良いでしょう。その中でもマイクロ波療法が報告や症例が多く、日本でも普及しつつありますが、保険適応外かつ費用も高額であるため、既存の治療で効果が不十分の場合に検討したい方法です。

　合併症として報告があるのは皮下組織の壊死や、炎症性結節（小さな腫瘍）を伴った傷跡か残ることなどがありますが、これらは数週間で軽快しています。一方で、神経細胞の断裂に伴う神経の損傷が、数か月から１年も持続していたとする報告が数件あります。有効性と副作用については十分なインフォームドコンセントを受けた上で、副作用に対して対応できる施設で行うことが望まれます。

i. 精神心理療法

　多汗症に対して試みられている方法としては、催眠療法、バイオフィードバック療法、自律訓練法、認知行動療法などがありますが、いずれも一般的に行われているとは言いがたく、有効性についても不明です。しかし、投薬でない精神心理療法については副作用もあまりないため、補助的に取り入れても良いと考えられます。

COLUMN　汗に対して寛容な社会になったら……

　「汗水垂らす」や「額に汗する」など、汗は古くから努力や苦労の象徴と

して扱われる側面がありました。世の中の仕組みとして労働が体を動かすことで評価されていた時代には、汗をよいイメージとしてとらえた慣用句が多くあります。

　一方で、社会の近代化が進み、電車や車といった移動手段が普及、さらにはインターネットが整備された現代では、どうでしょうか？　汗をかかない労働に、より対価が払われる社会になると、体を動かし汗水たらすイメージが低く評価されるというような一面が感じられるのは、私だけでしょうか？

　「多汗症」で困ることは多くありますし、治療により自分の力を発揮できるようになることは非常に喜ばしいことです。しかし、一方で「多汗症」という言葉が独り歩きをはじめ、患者さんが「少し歩いただけで汗が出てきてしまうので汗が邪魔だから汗を止める治療をしたい」と訴えることに対して違和感を覚えることもしばしばあります。

　汗に対して寛容な社会になったら、多汗症の人もそこまで緊張せずに暮らせると思います。そんな社会になったら素敵だなと私は想像しています。

引用文献

藤本智子・横関博雄・中里良彦・室田浩之・村山直也・大嶋雄一郎, ... & 羽白誠. (2023). 原発性局所多汗症診療ガイドライン 2023 年改訂版. 日本皮膚科学会雑誌, *133* (2), 157-188.

第**6**章

汗による心の健康と QOL（生活の質）への影響

● 小川さやか（長崎純心大学人文学部講師）

1　はじめに：汗を背景とした精神的不調とは？

　汗を背景とした精神的不調にはどのようなものがあるのでしょうか。

　精神的不調とは、メンタルヘルス不調とも呼ばれています。メンタルヘルスとは、簡単に言うと、「心の健康」を意味していますので、メンタルヘルス不調とは、心の健康が保たれていない、不健康な状態を指します。具体的には心が不健康な状態になると、生活の質（Quality of Life：QOL）が悪くなったり、ストレスや気持ちの落ち込みを強く感じるようになったり（抑うつ感の上昇）、不安が上昇すると言われています。

　皮膚疾患は、皮膚疾患と精神症状の関係から二つのカテゴリーに分類されます[1]。一つ目のカテゴリーは、皮膚に小さな虫や病原体等が寄生し、体を蝕んでいるという感覚に陥る皮膚寄生虫妄想等に代表される精神障害と関連する皮膚疾患です[1]。二つ目のカテゴリーは、アトピー性皮膚炎やざ瘡（にきび）等が含まれる、心理社会的な要因によって症状が悪化し、精神疾患がともなう皮膚疾患です[1]。ここでいう心理社会的な要因の代表として、ストレスがあげられます。

　多汗症は、二つ目のカテゴリーである心理社会的要因によって悪化し、うつ病や不安症等の精神疾患がともなう皮膚疾患に該当すると考えられています。

多汗をきっかけとして、生活の質の低下や抑うつ感を感じたり、不安が強くなったりする方もいます。このように、多汗症の二次障害としてメンタルヘルス不調が生じている可能性も考えられます。

　二次障害とは、主となる障害に起因して起こる副次的な障害のことを指します。つまり、多汗症の場合、多汗症を起因として、生活の質の低下や抑うつ、不安の上昇等のメンタルヘルス不調が二次障害として発生していると考えられます。さらに、多汗症は、長期にわたり治療や管理が必要であることから、慢性疾患であると捉えられています。

　そこで、この章では、多汗症患者のメンタルヘルス不調として、多汗症とQOL の低下、ストレス、うつ、不安との関連を紹介していきます。また、汗を背景とした精神的不調とその心理的サポートや事例についてもいくつか紹介いたします。

⬤⬤　多汗症が QOL に与える影響

　QOL は日本語で生活の質や人生の質と訳されています。多汗症の症状は、患者の日常生活、仕事、学業、人間関係等、さまざまな場面で QOL を低下させると言われています。カムドニら（Kamudoni et al., 2015）は多汗症患者595 名を対象にアンケート調査を行った結果から、多汗症が QOL に与える影響を「服の選択」「趣味への影響」「休暇への影響」等の日常生活の領域と、「緊張」「恥ずかしさ」「イライラ」「周囲の反応に対する不安」等の心理社会的生活の領域の 2 つに分類しています[2]。

　さらに、カムドニら（Kamudoni et al., 2017）は 71 名の多汗症患者にインタビュー調査を行った結果、多汗症が QOL に与える影響には日常生活（95.8％）、心理生活（91.5％）、社会生活（90.1％）、職業生活（74.6％）、病状への対応（74.6％）、満たされない医療ニーズ（64.8％）、身体的影響（53.5％）という 7 つの主要分野があることが明らかになりました[3]。これらの研究の結果から、多汗症の症状が与える影響が多岐にわたることが報告されています。

　ここから多汗症が QOL に与える影響について、いくつかの研究報告を紹介

します。ドイツのハムら（Hamm et al., 2006）は、多汗症患者は健康な人に比べて皮膚に関連した QOL が悪く、多汗症患者は生活に中程度の影響があることを報告しています[4]。また、脇の下に過剰な発汗が生じる腋窩多汗症および手のひらに過剰な発汗を生じる手掌多汗症においても、生活に中程度の影響を示しており、それぞれ健康な人と比べて、皮膚に関連した QOL が悪いという結果でした。さらに、この研究では、代表的な皮膚疾患患者と多汗症患者の皮膚に関連した QOL を比較しており、その結果、多汗症は皮膚炎、乾癬、アトピー性皮膚炎、蕁麻疹、ざ瘡（にきび）といった日常診療でみる他の皮膚疾患と同じ、またはそれ以上の値だったことが報告されています[4]。また、スウェーデンのクリステンセンら（Kristensen et al., 2020）が行った 95 名の多汗症患者を対象に皮膚に関連した QOL を測定した調査では、多汗症患者ではその症状により生活に大きな影響があることを示していました[5]。このスウェーデンで行われた研究では、別の研究で報告されている 2012 年の乾癬、湿疹、ざ瘡（にきび）と多汗症の皮膚に関連した QOL の値を比較しています。その結果、恥ずかしさ、憂うつさ等の程度を尋ねる「感情」のスコアでは、多汗症患者は乾癬患者と同様にスコアが高く、湿疹やざ瘡（にきび）よりもさらに高かったと報告されています[5]。日常生活の支障や人付き合いの影響の度合いを示す「機能」のスコアでは、多汗症患者は乾癬、湿疹、ざ瘡（にきび）の患者よりも高いスコアを示しており、多汗症の QOL の悪さを示していました[5]。

　さらに、デンマークのヘニングら（Henning et al., 2022）が行った研究は、性別、年齢、生活習慣、社会経済的状況、ストレス、季節、および他の疾患等さまざまな影響を調整しても、多汗症は精神的健康関連 QOL および身体的健康関連 QOL の低下と関連していることが報告されています[6]。ヘニングら（Henning et al., 2023）は 11 の研究を用いて多汗症と QOL の関連を調査した結果、多汗症患者は、多汗症患者ではない者に比べて、皮膚に関連した QOL が悪く、健康関連 QOL が低下することを報告しています[7]。

　ここからは日本で行われた研究結果を参考にして、多汗症の症状による日常生活への影響を見ていきましょう。藤本ら（藤本ほか，2022）が行った日本の

腋窩多汗症（わきの下に過剰な発汗が生じる多汗症）患者 608 名を対象にしたインターネット調査では、腋窩（わきの下）の多汗症による影響を調査しており、「ワキの汗が不快・うっとうしいと感じる」に「いつもある」「よくある」と回答した者は 88.2%、「汗ジミなど見た目が気になり、恥ずかしく思う」に「いつもある」「よくある」と回答した者は 78.5%、「洋服を購入する際に汗が目立たない色を選んでしまう」に「いつもある」「よくある」と回答した者は 75.6%、「ワキの汗のせいで、憂鬱な気分になる」に「いつもある」「よくある」と回答した者は 70.3% でした[8]。腋窩の多汗症の症状による日常生活への影響の上位に「不快・うっとうしい」、「恥ずかしい」、「憂鬱」といったネガティブ感情を感じることが上がっている点からも、多汗症症状がメンタルヘルスに与える影響の大きさが示唆されます。

　さらに、同じ研究において、わきの下の多汗症の症状により学業・仕事へ影響があったと回答したのは 17.1% であったと報告されています[8]。具体的には、学業・学校生活への影響では、「学校行事に参加できないことがあった」が 3.1%、「欠席することがあった」が 3.0%、「遅刻／早退することがあった」が 2.5%、「習い事を辞めた、または支障が出た」が 2.5% でした[8]。仕事への影響では「希望の職種・職業を諦めた経験がある」が 6.6%、「治療との両立が難しく、仕事に支障があった」が 3.1%、「遅刻／早退することがあった」が 2.6% でした[8]。多汗症患者の中には、このように学業・仕事へ大きな影響が生じている人もいるということを理解しておくことが大切となるでしょう。

　わきの下に過剰な発汗を生じる腋窩多汗症と労働生産性・勉学生産性の低下についても報告されています。室田ら（Murota et al., 2021）は日本の 1,447 名の健康保険データを用いて保険診療で患者が直接支払う医療費（直接医療費）を算出した結果、2018 年の腋窩多汗症患者が直接支払う医療費は一人あたり 75,036 円／年と推計されており、過剰な発汗を押さえるために行う注射である A 型ボツリヌス毒素注射が直接支払う医療費の約 9 割を占めていました[9]。また、多汗症患者が直接支払う医療費以外にも汗対策として用いるわき汗パットや制汗剤等の衛生用品費を算出したところ、年間平均 9,325 円であったと報

告しています。また、同じ研究で、日本の腋窩多汗症患者 321 人を対象に労働生産性・勉学生産性を調査した結果、就業中の腋窩多汗症患者の欠勤は 0.5％、パフォーマンス低下は 30.0％だったと報告されています[9]。腋窩多汗症のパフォーマンスの低下は、アトピー性皮膚炎、片頭痛、関節リウマチと同じ程度という結果でした[9]。日本における腋窩多汗症患者の労働生産性の低下による経済損失は、月間で約 3,120 億円であると試算されています[9]。

　このような研究結果からも、多汗症の症状が QOL に与える影響の大きさがわかります。

多汗症と抑うつ

　次は多汗症とストレス、抑うつとの関連についての研究を紹介します。グロスら（Gross et al., 2014）が行った多汗症患者 40 名と多汗症患者ではない者 40 名を対象にドイツで行われた研究では、多汗症患者は多汗症患者ではない者に比べ慢性的なストレスを感じやすく、特にわきの下に過剰な発汗を生じる腋窩多汗症において社会的な状況でより高いストレスを感じることが報告されています[10]。この研究では抑うつ症状を測定した結果、多汗症患者ではない者では抑うつと判断された者は 10％であったのに対して、多汗症患者では抑うつと判断された者は 60％であり、多汗症患者は多汗症患者ではない者に比べ、抑うつ症状の得点が高かったと報告されています[10]。

　ロペス＝ロペスら（López-López et al., 2019）がスペインの皮膚科外来を訪れた多汗症患者 45 名、多汗症患者ではない者 55 名を対象に行った研究では、多汗症患者は多汗症患者ではない者に比べて抑うつ得点が高いという結果でした[11]。

　カナダと中国の皮膚科外来を受診した 2,017 名を対象に、うつの有病率を比較した研究では、多汗症患者（437 名）と多汗症患者ではない者（1580 名）を比較した結果、多汗症患者ではない者のうつの有病率は 9.7％だったのに対して、多汗症患者ではうつの有病率は 27.2％という結果であったと報告されています[12]。

　大規模研究においても多汗症と抑うつの関連は報告されています。クライン
ら（Klein et al., 2020）が行ったアメリカで多汗症と診断された 44,484 名と多
汗症患者ではない者 137,451 名を対象にした研究において、多汗症患者は多
汗症患者ではない者と比較して、12 か月の調査中にうつ病を報告した割合が
高く、多汗症患者ではない者では 12 か月の調査中にうつ病を報告した割合は
14.3％、多汗症患者では 21.6％でした[13]。

　多汗症患者はその症状により、日常生活に支障を感じており、それに伴い抑
うつ症状が上昇しているのではないかと考えられます。

⬤⬤　多汗症と不安

　ここからは多汗症と不安の関連についての研究を紹介します。多汗症と抑う
つの関連で紹介した同様の研究になりますが、カナダと中国の皮膚科外来を受
診した 2,017 名を対象に、不安の有病率を調査しました。その結果、多汗症患
者ではない者（1,580 名）の不安の有病率は 7.5％だったのに対して、多汗症患
者（437 名）の不安の有病率は 23.1％であることが明らかになりました[12]。

　ブラガンサら（Bragança et al., 2014）はブラジルの多汗症患者 197 名に不
安症状と抑うつ症状の有無についての調査を行った結果、多汗症患者における
不安症状の有病率は 49.2％であったと報告されています[14]。この研究では、
抑うつ症状の有病率は 11.2％と報告されており、不安症状は抑うつ症状の約 4
倍でした。

　また、先述したカナダと中国の皮膚科外来を受診した 2,017 名を対象に行っ
た研究では、多汗症の重症度と不安の関連についても報告されています。軽度、
中等度、重症の多汗症患者の不安の有病率は、多汗症患者ではない者に比べて
高く、多汗症の重症度が高ければ高いほど不安障害の有病率が高いという結果
でした[12]。

　さらに、ドゥーリトルら（Doolittle et al., 2016）が行った 393 名の多汗症患
者を対象としたアメリカの研究では、多汗症症状が軽度から中程度（HDSS ※
1-2）の者の 51％が不安を感じているのに対し、多汗症症状が重症である者

（HDSS ※ 3-4）では 79％が不安を感じていたと報告されています[15]。多汗症の重症度が高ければ高いほど、日常生活に支障が生じる場面が多く、不安になりやすいのではないかと考えられます。

　大規模研究においても多汗症と不安の関連は報告されています。多汗症と抑うつの関連でも紹介した研究になりますが、クラインら（Klein et al., 2020）アメリカで多汗症と診断された 44,484 名、多汗症患者ではない者 137,451 名を対象にした研究において、多汗症患者は多汗症患者ではない者と比較して、12 か月の調査中に不安障害を報告した割合が高く、多汗症患者ではない者では 17.4％だったのに対し、多汗症患者では 27.8％であったと報告されています[13]。

　これまで述べてきたように、数々の先行研究において多汗症患者は不安が高いことが明らかにされています。多汗症患者の不安には、「汗のことを人から指摘されるのではないかと不安に感じる」、「自分が触ったものに汗がつくのではないかと不安に感じる」というような発汗由来の不安が関係していることもいくつかの研究で報告されています。シュネイヤーら（Schneier et al., 2012）がアメリカで行った調査では、多汗症患者の約 76％がその社交不安を発汗に起因させていることが報告されています[16]。

　筆者ら[17] は、多汗症患者が抱えている不安の高さは、汗によって誘発される不安（発汗由来の不安）が多いのではないかと考え、大学生 1,080 名を対象にアンケート調査を行いました。汗によって誘発される不安（発汗由来の不安）については、「あなたは汗による不安がありますか」という質問項目を「はい」もしくは「いいえ」のいずれかを選択してもらうよう依頼しました。その結果、多汗症有症状者（115 名）と多汗症無症状者（965 名）で、汗によって誘発される不安（発汗由来の不安）の割合に差があり、多汗症無症状者では汗によって誘発される不安（発汗由来の不安）があると答えた割合は 36％であったのに対し、多汗症有症状者では 83％が汗によって誘発される不安（発汗由来の不安）があると回答しました。

　さらに、多汗症無症状者を基準として、年齢と性別の影響を調整した分析を

表 6-1　多汗症有症状者の汗によって誘発される不安について（文献 17 より作成）

	汗によって誘発される不安あり／該当者数	年齢，性別を調整したオッズ比（95% 信頼区間）
多汗症無症状者	347/965	1.0（基準）
多汗症有症状者	96/115	9.7（5.8-16.3）

表 6-2　多汗症重症度別の汗によって誘発される不安について（文献 17 より作成）

	汗によって誘発される不安あり／該当者数	年齢，性別を調整したオッズ比（95% 信頼区間）
多汗症無症状者	347/965	1.0（基準）
多汗症軽症・中程度者	58/74	7.1（4.0-12.7）
多汗症重症状者	38/41	23.5（7.2-76.9）

行った結果では、多汗症有症状者は、多汗症無症状者と比べて、約 9.7 倍の汗によって誘発される不安（発汗由来の不安）を発生させる可能性があることが明らかになりました（表 6-1）。さらに、重症度別で、年齢と性別の影響を調整した分析を行った結果、軽症・中程度の多汗症者は、多汗症無症状者に比べて約 7.1 倍、重症の多汗症者は約 23.5 倍の汗によって誘発される不安（発汗由来の不安）を発生させる可能性があることを報告しています（表 6-2）。

※HDSS[18]：Hyperhidrosis Disease Severity Scale の略で、多汗症重症度判定として、多汗症の治療や研究で用いられている質問項目です。HDSS では、以下の 4 つの選択肢「1. 発汗は全く気にならず、日常生活に全く支障がない」、「2. 発汗は我慢できるが、日常生活に時々支障がある」、「3. 発汗はほとんど我慢できず、日常生活に頻繁に支障がある」、「4. 発汗が我慢できず、日常生活に常に支障がある」から当てはまるものを 1 つ選択してもらいます。

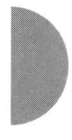

2　汗を背景とした精神的不調とその心理的サポート

　多汗症の二次障害として QOL 低下や抑うつ感の上昇、不安の上昇の精神的不調が生じていると考えられます。このような汗を背景とした精神的不調とその心理的サポートとしては、多汗症の診察を行っている皮膚科への受診、精神科や心療内科への受診、カウンセリングの利用等が考えられます。

　まずは多汗症の診察を行っている皮膚科を受診し、皮膚科学的治療を行うことから始めるといいかもしれません。皮膚科学的治療を行っても精神的不調が改善しなかった場合に、精神科や心療内科への受診やカウンセリングの利用を検討してもいいと思います。

　また、心理的サポートとしては周囲の理解や同じ疾患を持つ人と交流をし、支えあうことも大切だと考えられます。前に述べた藤本先生の研究報告では、多汗症の症状に対して周囲からの理解が「得られている」、または「やや得られている」と回答した合計割合は 15.0% であった [8] ことからも、多汗症に対する周囲からの理解はまだ十分ではないと考えられます。

　家族や友達等、周囲の身近な人が多汗症の症状に対して理解することで、多汗症患者本人の安心感が高まり、精神的不調の改善につながる可能性があります。また、同じ疾患をもつ人と交流することも、ピアサポートとして機能することが考えられるため、患者の心理的サポートとして有効であると考えられます。

　多汗症の症状で悩まれている人の中には他者に相談することが苦手な方もいらっしゃるかもしれません。多汗症に対する正しい知識を知り、自分の症状を理解すること、治療の選択肢を知ることも心理的なサポートになる可能性があります。そのような方には日本皮膚科学会から出版されている『原発性局所多汗症診療ガイドライン 2023 年改訂版（2023 年 12 月一部改訂*）』[19] を一度読んでみることをおすすめしています。ガイドラインすべてを読むのは大変だと思いますので、自分に該当する発汗部位の記述や興味のある箇所を抜粋して読ん

でみてはいかがでしょうか。

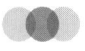 ## 汗の問題による不適応が生じている架空事例

　部位別で汗の問題によって不適応が生じている架空事例を3例ご紹介します。

【事例1　あかりさん】手汗による職業選択の葛藤が生じた例
発汗部位：手のひら、足の裏

　大学生のあかりさん（女性）は、幼い頃から手の汗が多く、人と手をつないだり、学校で使うプリントが汗で濡れたりすることが多かったそうです。足の裏の汗もひどく、夏場は一日に何回も靴下を履き替えていたとのことです。小学校高学年で汗が多いことを友だちから指摘されたことをきっかけに自宅近くの皮膚科を受診した経験もあると話しています。その病院では「体質だから治らない。一生付き合っていくしかない」と言われ、それ以来、病院で治療することは諦めて過ごしていたそうです。

　進路選択の際、看護師である母親の影響で、自分も母のように患者さんを助ける看護師になりたいと思い、看護学を学べる大学に進学しました。大学入学後、座学の授業や試験の際には、手汗をタオルで拭くことで対処できていましたが、実技の授業になると、手汗で作業がうまくできず、時間がかかることが増えてくるようになりました。実技実習の最初の頃は「タオルで汗を拭けば大丈夫」と思うことができていましたが、実技実習に対する苦手意識から緊張するようになり、汗の量が増えたと感じるようになったそうです。

　また、汗の量の増加に伴い、タオルが手放せなくなり、自分の足の匂いが気になるようになりました。特に実際の患者さんと接する看護実習では、患者さんの身体に触れる必要があり、自分の汗が原因で患者さんに不快な思いをさせているのではないかと思うことが増え、不安な気持ちが強くなったようです。汗のことで過度に不安になる時間が増え、あかりさんは夜になると将来の不安が強くなり、布団に入っても眠れない日が増えてくるようになりました。あか

りさんは「自分は本当に看護師になれるのだろうか」「別の道を考えた方がいいのではないか」と考えるようになりました。頭痛や腹痛が出るようになり、で実習に遅刻したり欠席したりするようにもなりました。

　その後、あかりさんは大学の担任の先生からカウンセリングを勧められ、大学の保健センターにつながります。そこで多汗症の症状によって看護実習に支障が出ていること、そのことによりこのまま看護師を目指していいのか葛藤していることなど、あかりさんが不安に思っていることをカウンセラーと整理していきました。

　カウンセリングの当初は、あかりさんは焦りや不安、怒り、悲しみなどネガティブな感情を強く感じ、「汗が気になって実習に集中できなかったらどうしよう」「患者さんに汗を指摘されるのではないか」「実習先で迷惑を掛けたらどうしよう」という考え方が出ていました。また、多汗症症状の悪化、涙が出る、眠れないといった身体反応、実習の遅刻、欠席という行動の変化が起こり、本人としても混乱した状態でした。

　自分の混乱した状況をカウンセラーと一緒に整理していきながら、あかりさんはどのように看護実習を乗り越えるかを考えていきました。そして、看護師になれるかどうかという問題は一旦おいておき、まずはこの看護実習を無事に終えることを目標にして過ごすことにしました。

　カウンセリングの中で、あかりさんは自分を客観的に見られるようになり、不安が出てきたときに自分にとって安心できる言葉かけを見つけていきました。「先のことを考えすぎず、目の前にある課題を終わらせよう」、「実習1日を終えることを目標にしよう」など、あかりさんなりの声掛けを考え、実際に不安になったときに自分に声掛けをしてもらいました。多汗症の症状やそれに伴う不安や焦りは持続していましたが、「それは今の自分にとっては仕方ない」と徐々に考えることができるようになり、以前よりも精神的に安定した状態で実習に行けるようになってきました。

　あかりさんは、もともと頑張り屋さんで、周囲の人への気遣いができる人でした。実習指導の先生から実習先での患者さんとの関わりを褒められることが

あり、そのことをカウンセリングの中で嬉しそうに報告してくれました。汗についても「実習に集中していると、時間があっという間に過ぎていき、気にならなくなった」と話していました。また、患者さんに「手汗すごいね」と言われたそうですが、その後に「それだけ頑張って実習に取り組んでいるってことだね」と言われたことで、「汗って自分が思っているほど悪いものじゃないのかもしれない」「汗のことで、不安になりすぎなくてもいいかもしれない」と思うことができるようになったそうです。

　その後も将来看護師になれるかどうかという不安は継続してありましたが、この問題に関してはすぐに結論を出すのではなく、長期的に考えていくことにしました。すぐに決めなくていいんだと思うことで、あかりさんには気持ちの余裕が生まれ、目の前にある日々の実習に集中することができるようになったそうです。あかりさんは無事に看護実習を終えることができました。

解説：あかりさんの事例は、手汗の症状により、職業選択の葛藤が生じた例です。日本の腋窩（脇の下）多汗症患者を対象にした調査結果において、仕事への影響では「希望の職種・職業を諦めた経験がある」が 6.6％であったと報告されています[8]。 あかりさんは希望の職種・職業を諦めたわけではありませんが、実習中に多汗症の症状によって希望の職種である看護師になることへの不安や葛藤が生じ、実習に遅刻や欠席するという支障が出ていました。

　カウンセリングにつながったあかりさんは、自分の今抱えている問題や状況について、カウンセラーと話をしていく中で整理していき、自分がやるべきことに集中できるようになりました。多汗症の症状自体は大きく変化してはいませんが、多汗症によって生じていた不安と上手に付き合えるようになっていきました。以前は多汗症の症状に対して悲観的に考え、自分が目標にしていた職業を汗によって諦めなければならないかもしれないと過度に不安に感じていましたが、患者さんに言われた言葉によって汗に対する考えも変化していきました。あかりさんの場合は、カウンセリングが心理的サポートとなり、本人にとって大変な出来事であった看護実習を乗り越えることができました。

　あかりさんのように、汗によって不安が生じ、仕事や学業に支障が出ている場合には、カウンセリングを利用して、自分の気持ちを整理したり、不安との上手な付き合い方を考えたりするのも良いかもしれません。

　なお、本章最後のコラムにカウンセリングによる支援についての詳しい解説をしています。ご興味のある方はご覧ください。

【事例2　大和さん】わきの下の多汗により仕事に支障がでている事例

発汗部位：わきの下

　営業職の大和さん（男性）は、中学生の頃からわき汗が気になるようになり、一日に何度も着替えたり、洋服も汗の目立たない黒い服を選んだりするようにしていました。学生時代はサッカー部に入っていましたが、汗の匂いが気になり、一日何回も制汗スプレーや汗拭きシートを利用して、自分なりに汗対策をしていました。

　大学卒業後、営業職に就いた大和さんですが、電車で移動する機会が多くなり、今まで以上に汗染みが気になるようになりました。仕事中に着替えるタイミングがなく、そのため一度汗染みができると気になってしまい、その後の仕事に集中できなくなりました。汗染みを何とかしようと汗取りパットをシャツの中に着けて過ごしてみましたが、汗染みは改善されず、困っていました。その頃から仕事でのミスも増え、上司から心配されることが増えていました。

　その後、大和さんはテレビやＳＮＳで「多汗症」という言葉を聞くようになり、自分もそうではないかと思い、自ら皮膚科を受診しました。大和さんが受診した病院では、ホームページに多汗症の治療を行っていることが記載されていましたので、大和さんは安心してこの病院を受診することができたようです。その病院で大和さんは多汗症と診断され、薬物療法を開始しました。

　初診時には、汗で困ることについて具体的に話を聞かれ、主治医から多汗症の診断基準や重症度判定についての説明があったとのことです。主治医の先生から、いくつか治療薬を提示してもらい、主治医と話し合って治療法を選ぶことができたそうです。治療に対する満足感も高く、「薬を使うことで、汗染み

が目立なくなった。汗染みが気にならなくなったことで、安心して仕事に集中できるようになった」と話していました。大和さんは仕事のミスも減り、仕事にやりがいを感じるようになったそうです。

　現在も皮膚科への受診は続けているということでした。定期的に通院する必要があり、その点は大変に感じることもあるそうですが、それよりもわき汗で悩む時間が減ったことによる安心感が大きいと話していました。

解説：大和さんの事例は、わき汗により仕事に支障が出てしまった事例です。わき汗が気になるため、仕事に集中できない等、生産性の低下が生じています。大和さんは多汗症の治療を行っている皮膚科で適切な治療を受けることで、わき汗の量が少なくなり、仕事に集中できるようになりました。このように皮膚科で治療を受けることで、多汗症の症状が落ち着き、心理的なサポートになることがあります。多汗症の症状が気になり、仕事や学業に集中できない人は、多汗症の治療を行っている病院（皮膚科）を探してみて受診するのもいいかもしれません。

【事例3　悠真くん】頭部・顔面の多汗によりいじめにあったケース

　発汗部位：頭部・顔面

　高校生の悠真くん（男性）は、高校生になってから頭や顔から汗を大量にかくようになりました。暑い日や運動後、熱い食べ物や飲み物を飲食した後に流れ落ちるほどの大量の汗をかき、一度汗をかくと汗が落ち着くまで時間がかかることも多かったそうです。ひどいときにはタオルで汗を拭いても、髪がぬれるほど汗をかく日もあったそうです。

　そんな悠真くんを見て、クラスメイトが「不潔だ、汚い」とからかうようになったそうです。クラスメイトから無視されるようになり、学校に居場所がなくなったように感じるようになりました。悠真くん自身も「自分の汗で他の人に不快感を与えていたらどうしよう」と不安に感じていましたが、その不安が的中することになり、悠真くんはショックで学校を欠席するようになりました。

　その後、いじめに関しては担任の先生に介入してもらい、落ち着きましたが、学校に行きづらい状況は続いていました。悠真くんは自らSNSを通じて自分と同じような症状で悩む同世代の頭部・顔面多汗症患者と交流を持つようになりました。自分と同じ症状に悩む同世代がいることがわかり、心強かったこと、汗対策について他の人と情報交換することができ、新たな対処法を試してみようと前向きにとらえることができるようになりました。また、養護教諭の勧めにより、多汗症の治療を行っている皮膚科を受診することも検討しています。

解説：悠真くんの事例は頭部・顔面多汗症の症状で、いじめが生じて不適応になった事例です。多汗症の症状がいじめのきっかけになることもあります。悠真くんは学校の中でいじめが起こったため、学校での居場所がなくなったように感じていました。悠真くんはSNSを通じて自ら同じような症状で悩んでいる人を探し、交流を持つようになったことで、自分の居場所を学校以外で見つけることができました。

　こういった同じ悩みを持つ人同士の支えあいは、ピアサポートと呼ばれています。悠真くんにとっては同世代の同じ悩みを持つピアサポートが心理的サポートになり、前向きに考えることができるようになったり、生活の満足感が上がったりすることになったようです。このように同じ悩みを持つ者の存在や交流も心理的なサポートになります。

⬛COLUMN　認知行動療法的アプローチによる心理的問題の軽減

　カウンセリングには、さまざまな定義が存在します。わかりやすい定義として、「カウンセリングとは、言語的・非言語的なコミュニケーションを通して、専門的な立場から個人が悩みを解決し、心理的な成長を遂げるように援助すること[20]」という定義をご紹介します。

　また、カウンセリングにはさまざまな方法があり、その方法の1つに認知行動療法があります。認知行動療法（Cognitive Behavior Therapy：CBT）と

は、「心理学の理論である認知行動理論に基づいて、非適応的な振る舞いや考え方を合理的に修正し、セルフコントロールを体系的に学ぶとともに、患者が自立した生活を送ることができるよう援助する心理学的治療法である[21]」と定義されています。簡単に説明すると、患者さんが抱えている問題について、考え方（認知）を変えたり、行動を変えたりすることで、問題解決を目指す方法のことです。

　具体的には、どのような状況で、どのような感情や気分が出てきて、どのような行動をしたか、またどのような身体の反応が出てくるかについて、カウンセラーと患者さんが話をしていくことになります。それを続けていくことで、患者さんの困っている状況を患者さんが自ら理解し、その状況を客観的に見ることができるようになっていきます。そして、患者さんは少しずつ自分が抱えている問題と適度な距離を取ることができるようになり、日常生活をこれまでよりも穏やかに過ごすことができるようになっていきます。

　考え方（認知）へのアプローチとして、自分の考え方のクセや落ち込む考え方のパターンを知ることで、日常生活の中で極端に落ち込まなくなったり、考えすぎたりしないで済むようになります。患者さん自身が最近経験した落ち込んだ出来事や、不安になった出来事についてカウンセラーと一緒に振り返り、別の見方や考え方をすることで、適応的思考（出来事を事実に即して判断する考え方）を身につけていきます。

　行動面のアプローチとしては、悪循環をよい循環に変えるためにはどうしたらよいか考え、今の自分にできることや行動を明確化し、それが本当に効果があるかどうか実験的に試してきてもらうこともあります。実際に行動してみてどうだったか検証した後で、次に試す行動をさらに検討します。また、行動する前の準備として、行動の結果を予測したり、うまくいかなかったときの対処方法についてもあらかじめ考えたりすることも有効的です。気分・感情と行動の関連について観察し、記録してきてもらうことで、患者さん自身が自分の出てきやすい気分・感情に気づき、行動面への影響を考えることも自己理解として大切であると考えられています。

　多汗症の患者さんに認知行動療法を行った例をみていきましょう。20代女性の結衣さんは思春期の頃に自分のわき汗が人よりも多いことに気づきました。汗の目立たない素材の服を着たり、制汗スプレーやわき汗パッドを使ったりすることでわき汗に対処していました。

　社会人になり、会社でプレゼンをしたときに、会社の先輩から「わき汗ひどいね。大丈夫？」と言われたことをきっかけに、わき汗をひどく気にするようになりました。

　次第に、汗のことを人から指摘されるのではないかと不安に感じるようになったり、自分の汗によって人に不快感を与えているのではないかと不安に感じたりするようになりました。仕事中も汗のことが気になるようになり、仕事に集中することができなくなりました。考えがまとまらなくなり、資料を作るのにこれまでの2倍以上の時間がかかるようになりました。汗のこと以外にもさまざまなことが不安に感じるようになり、夜になると汗や仕事のミスが頭から離れず、眠れなくなってしまいました。なんとか仕事に行っても眠気がひどく、さらに集中できないという悪循環が生じていました。以前は読書が好きでしたが、文字を読むことも辛く、憂うつな気分が続いていました。

　憂うつな日々が続いていた時に、結衣さんのことを心配した上司が声をかけてくれ、結衣さんは上司と話をすることになりました。上司は今の結衣さんの状況を理解して、仕事の負荷が減るように業務の調整をしてくれました。また、精神科を受診するよう勧めてくれました。結衣さんも今の状態や状況を改善したいと思っていたことから、精神科を受診することになりました。

　精神科では薬物療法とともにカウンセリングを勧められました。そこで、結衣さんは担当しているカウンセラーから認知行動療法を紹介され、興味を持った結衣さんは試してみることにしました。カウンセラーとの話をしていく中で、結衣さんは自分の状況を振り返り、「また汗のことを指摘されたらどうしよう」「自分の汗で会社の先輩を不快にさせてしまうのではないか」と考えており、そう考えると身体反応としてわき汗がひどくなることに気づ

きました。また、わき汗を隠そうとトイレに行き、その場を回避するという行動を取ったり、気分と感情は焦りや緊張、不安が強くなることを理解していきました。そして、自分が陥っている悪循環を理解し、結衣さんは今の自分にできることは何か考えてみることにしました。

　認知面（考え方）については、カウンセリングを開始した当初、結衣さんは「汗は自分の人生を台無しにした」「わき汗のせいで仕事も人間関係もうまくいかない」と汗に対してネガティブに考えており、「汗がゼロになったらいいのに」と話していました。結衣さんは、落ち込む考え方のパターンを学び、自分が汗に対して被害的に考え、汗のことを極端に悪いものだと考えていることに気づいていきました。自分の考え方のクセに気づいたことで、結衣さんは汗に対して被害的に考えすぎることが少なくなっていきました。

　さらに、カウンセリングを重ねていくと、結衣さんは汗に対して「汗は生きていくために必要なもの。わき汗がたくさん出ても薬や汗対策グッズを使うことで、汗の量を減らすことができるかもしれない」「今までもわき汗を対処してきたし、これからもなんとかなるだろう」と適応的に考えることができるようになりました。

　また、行動面については、今後のわき汗への対処法として、①多汗症の症状や治療方法について調べる、②多汗症の治療をしている病院（皮膚科）を探す、③探した病院（皮膚科）を受診するという行動を試してみることにしました。結衣さんは①と②をすることで、「わき汗について治療の選択肢があることがわかって安心した」「体質だから治らないと思っていたけど、薬で汗の量を減らすことができるとわかって嬉しかった」と話していました。

　結衣さんは自分で多汗症について調べているときに、多汗症の診断基準や重症度判定、治療法について知ったことで、以前は「病院で先生から何を言われるのか不安だから受診しない」と考えていたそうですが、病院（皮膚科）受診のイメージがついたことで、病院（皮膚科）での治療を前向きにとらえることができるようになったそうです。実際に③探した病院（皮膚科）を受診した後、塗り薬が処方され、抵抗感なく、薬を試すことができました。実

際、薬を試すと、2、3日たったあたりから汗染みの範囲が狭くなったと思うと話しており、治療の効果を感じたようでした。

　その後、結衣さんは、定期的な精神科受診、カウンセリング、皮膚科受診を続けたことで、徐々に不安が落ち着いていき、仕事にも集中できるようになったそうです。

　認知行動療法により発汗由来の不安や抑うつ症状の心理的問題が軽減した結衣さんの事例を紹介しました。カウンセリングの方法にはさまざまなものがありますし、患者さんによって回復のプロセスは異なります。今回の事例のように、不安や抑うつ症状などの心理的問題を抱えている多汗症患者の方には、多汗症（発汗）の治療に関しては皮膚科学的治療と、発汗による不安や抑うつ症状などの心理的問題に関してはカウンセリングを併用するという選択肢も考えてもいいかもしれません。

引用文献

1）Fried, R. G., Gupta, M. A., & Gupta, A. K.（2005）. *Depression and skin disease. Dermatologic clinics, 23*（4）, 657-664.

2）Kamudoni, P., Mueller, B., & Salek, M. S.（2015）. The development and validation of a disease-specific quality of life measure in hyperhidrosis: the Hyperhidrosis Quality of Life Index（HidroQOL©）. *Quality of Life Research, 24*, 1017-1027.

3）Kamudoni, P., Mueller, B., Halford, J., Schouveller, A., Stacey, B., & Salek, M. S.（2017）. The impact of hyperhidrosis on patients' daily life and quality of life: a qualitative investigation. *Health and quality of life outcomes, 15*, 1-10.

4）Hamm, H., Naumann, M. K., Kowalski, J. W., Kütt, S., Kozma, C., & Teale, C.（2006）. Primary focal hyperhidrosis: disease characteristics and functional impairment. *Dermatology, 212*（4）, 343-353.

5）Kristensen, J. K., Grejsen, D., Swartling, C., & Bygum, A.（2020）. In hyperhidrosis quality of life is even worse than in acne, eczema, or psoriasis. A comparison of Skindex-16 and Dermatology Life Quality Index（DLQI）. *International Journal of Dermatology, 59*（11）, e392-e393.

6）Henning, M. A., Ibler, K. S., Loft, I., Ostrowski, S. R., Erikstrup, C., Nielsen, K. R., ... & Jemec, G. B.（2022）. The health-related quality of life in hyperhidrosis and comorbidities. *Quality of Life Research, 31*（8），2331-2340.

7）Henning, M. A., Barati, F., & Jemec, G. B.（2023）. Quality of life in individuals with primary hyperhidrosis: a systematic review and meta-analysis. Clinical Autonomic Research, 1-10.

8）藤本智子, 大勝寛通, 深山浩, & 大嶋雄一郎.（2022）. 腋窩多汗症の患者意識調査：インターネットアンケート調査 608 人の結果報告. 日本臨床皮膚科医会雑誌, *39*（3），431-439.

9）Murota, H., Fujimoto, T., Oshima, Y., Tamada, Y., Yanagishita, T., Murayama, N., … & Yokozeki, H.（2021）. Cost-of-illness study for axillary hyperhidrosis in Japan. *The Journal of Dermatology, 48*（10），1482-1490.

10）Gross, K. M., Schote, A. B., Schneider, K. K., Schulz, A., & Meyer, J.（2014）. Elevated social stress levels and depressive symptoms in primary hyperhidrosis. *PLoS One, 9*（3），e92412.

11）López-López, D., Becerro-de-Bengoa-Vallejo, R., Losa-Iglesias, M. E., Rodríguez-Sanz, D., Palomo-López, P., & Calvo-Lobo, C.（2019）. Relationship between depression scores and degree of skin perspiration: A novel cross-sectional study. *International Wound Journal, 16*（1），139-143.

12）Bahar, R., Zhou, P., Liu, Y., Huang, Y., Phillips, A., Lee, T. K., … & Zhou, Y.（2016）. The prevalence of anxiety and depression in patients with or without hyperhidrosis（HH）. *Journal of the American Academy of Dermatology, 75*（6），1126-1133.

13）Klein, S. Z., Hull, M., Gillard, K. K., & Peterson-Brandt, J.（2020）. Treatment patterns, depression, and anxiety among US patients diagnosed with hyperhidrosis: a retrospective cohort study. *Dermatology and Therapy, 10*, 1299-1314.

14）Bragança, G. M. G., Lima, S. O., Pinto Neto, A. F., Marques, L. M., Melo, E. V. D., & Reis, F. P.（2014）. Evaluation of anxiety and depression prevalence in patients with primary severe hyperhidrosis. *Anais Brasileiros de Dermatologia, 89*, 230-235.

15）Doolittle, J., Walker, P., Mills, T., & Thurston, J.（2016）. Hyperhidrosis: an update on prevalence and severity in the United States. *Archives of dermatological research, 308*（10），743-749.

16）Schneier, F. R., Heimberg, R. G., Liebowitz, M. R., Blanco, C., & Gorenstein, L. A.（2012）. Social anxiety and functional impairment in patients seeking surgical evaluation for hyperhidrosis. *Comprehensive psychiatry, 53*（8），1181-1186.

17）Ogawa, S., Tayama, J., Murota, H., Kobayashi, M., Kinoshita, H., & Nishino, T.（2023）. Association of primary focal hyperhidrosis with anxiety induced by sweating: A cross-sectional study of Japanese university students focusing on the severity of hyperhidrosis and site of sweating. *The Journal of Dermatology, 50*（3），364-374.

18）Strutton, D. R., Kowalski, J. W., Glaser, D. A., & Stang, P. E.（2004）．US prevalence of hyperhidrosis and impact on individuals with axillary hyperhidrosis: results from a national survey. *Journal of the American Academy of Dermatology, 51*（2），241-248.

19）藤本智子, 横関博雄, 中里良彦, 室田浩之, 村山直也, 大嶋雄一郎, ... & 羽白誠.（2023）. 原発性局所多汗症診療ガイドライン 2023 年改訂版（2023 年 12 月一部改訂*）. 日本皮膚科学会雑誌, *133*（13），3025-3056.

20）無藤隆・森敏昭・遠藤由美・玉瀬耕治（2004）．心理学　有斐閣

21）坂野雄二（2011）．認知行動療法の基礎　金剛出版

第7章

汗で悩む方に
精神科ができること

● **田所重紀**（札幌医科大学医学部准教授）

　ここでは、汗の症状[※1]に苦悩する方に対し、精神科にどのような貢献ができるのかを解説します。

　この章の主題となっている「精神科医療」とは、いわゆる「メンタルクリニック」など、「精神科」や「心療内科」を掲げる医療機関で提供されている診療行為の総称です。そしてこれらは、多汗症の方を治療する皮膚科診療とは異なるのはもちろんですが、汗の症状に関連した心理的問題を抱える方に対するカウンセリングや心理相談とも異なる、独自の営みです。

　とはいえ精神科医療においては、このような身体症状に苦悩する方を主たる診療対象とはみなしていないだけでなく、そもそもこうした方を適切に診療できる精神科医が全国的にも非常に少ない、というのが現状です。

　そのためここでは、汗の症状に苦悩する方に対して精神科医療に何ができるのか、あくまでもその可能性を提示するにとどめたいと思います。精神科医療が実際に汗の症状に苦悩する方のお役に立てるのかどうかは、まさにこれからの精神科医療の発展次第ですが、少なくとも私は、皮膚科診療やカウンセリングとは異なる独自の貢献が可能であると考えています。

※1　本章では、「汗に関連した問題」はすべて、「多汗（異常に汗をかく）」を中心とした「汗の症状」として扱うことにしました。

1　精神科医療が汗の症状を扱うということ

 精神科医療とは

　そもそも「精神科医療」では、どのような病気を持っている方に対し、どのような治療が行われているのでしょうか。精神科医療も医療である以上、内科や耳鼻科など、他のさまざまな診療科の医療機関で行われていることと、基本的には変わりはありません。内科が肺炎などの内科疾患を、耳鼻科が中耳炎などの耳鼻科疾患を診断して治療するのと同じように、精神科は、うつ病や不安症などの精神疾患を診断して治療します。

「精神疾患」の特徴

　ただし、精神科で扱う「精神疾患」には、他の診療科で扱う「身体疾患」とは異なる、二つの大きな特徴があります。

　まず一つは、抑うつや不安といった精神症状に基づいて診断される、という点です。そして、これらの精神症状は、感情や思考といった心の働き全般に関わっているため、その悪影響は患者さんの生活全般に及ぶことになります。この点が、精神疾患のもう一つの大きな特徴になります。

　例えば「うつ病」という精神疾患であれば、気分の落ち込みや悲観的な思考といった精神症状が患者さんの生活全般に悪影響を及ぼします。その結果、これまで普通にできていた仕事、勉強、家事などが、どう頑張ってもできなくなってしまったりします。精神症状の有無や強さだけでなく、それらが患者さんの生活全般にどのような悪影響を及ぼしているのかをきちんと知ることは、精神科医療ならではの一大事であると言えます。

精神科の治療

　精神疾患の診断や見立てが患者さんの生活全般に関わるものである以上、治

療もまた患者さんの生活全般に関わることになります。精神科医療においても
しばしば、抑うつや不安などの精神症状を緩和するための薬物療法が行われま
すが、それだけで治療が完結することはほとんどありません。むしろ、どう頑
張ってもできなくなってしまった仕事、勉強、家事などが少しずつでも行える
ようになってくるなど、患者さんの生活全般を回復させる過程こそが重要だと
考えられています。

　そしてこの過程においては、精神療法が特に重要な役割を担うことになりま
す。以下では、この精神療法に焦点をあてながら、精神科医療では汗の症状を
どのように扱うのかを説明していきます。

身体症状症とは

　そもそも、汗の症状は精神科医療において診療できるのでしょうか。言うま
でもなく、「汗が異常に多い」という汗の症状それ自体は身体の症状であって
精神症状ではありませんから、このままで精神科医療の診療対象にはなりませ
ん。

　しかしながら精神科医療では、汗の症状に苦悩する方の多くは、「汗が多い」
という身体症状に加えて、様々な精神症状を抱えていると考えられています。
そしてこのような見立てをすることこそが、精神科医療独自の関わり方という
ことになります。

　結論から先に述べれば、精神科医療においては、汗の症状に苦悩する方の身
体症状ではなく、汗の症状にまつわる心理や行動面の異常が注目され、それら
が診療の対象になります。そして、こうした心理や行動の異常を「思考」「感
情」「行動」の3つに分けることができるとすれば、これらの異常は次のよう
に説明されます。

「思考」の異常としてとらえる

　まず一つ目は、汗のことばかり必要以上に長い間考え続けてしまうという、
汗の症状に関連した「思考」の異常です。たしかに、汗の症状のせいでさまざ

まな困りごとを抱えていれば、日中はどうしても汗について考えざるを得ない
ときが多くなります。とはいえ、就寝した後もずっと汗のことばかり考え続け
てしまってなかなか眠れなくなっているとしたら、これは「思考の異常」と言
えます。

　同じように、例えば試験の時間、本来なら目の前の問題を解くために頭を働
かせるべきときに、試験終了後に答案用紙を汗で濡らすことなく提出するには
どうしたらいいか、などといったことばかりに頭を働かせているとしたら、こ
れもまた「思考の異常」と言えます。

「感情」の異常としてとらえる

　二つ目は、いつもくよくよと汗のことを心配していたり、自身に関するあら
ゆることを悲観的にとらえてしまったりといった、汗の症状に関連した「感
情」の異常です。

　たしかに、汗の症状のせいでさまざまな困りごとを抱えていれば、どうして
も心配したり落ち込んだりすることが多くなります。とは言え、例えば勤務中、
本来なら仕事の内容について心配すべき場面で、汗の心配をしていたために重
大なミスを犯してしまったとしたら、これは「感情の異常」と言えます。

　同じように、自身の将来の健康状態など、汗の症状とは直接関係のないよう
な事項についてまで過度に悲観的になってふさぎ込んでしまっているとしたら、
これも「感情の異常」と言えます。

「行動」の異常としてとらえる

　三つ目は、汗の問題に対応するために費やす時間と労力が度を越えて多くな
り、ついには日常生活に支障をきたすようになるという、汗の症状に関連した
「行動」の異常です。

　たしかに、汗の症状のせいで様々な困りごとを抱えていれば、汗の問題に対
応するためにそれなりの時間と労力が必要になります。とは言え、例えば放課
後、自分の手を拭うことばかりに時間をとられて部活の練習に参加できなく

なってしまったり、勤務中に何度も靴下を取り替えるために重要な会議に出席できなくなってしまったり、といったことがあれば、これらは「行動の異常」と言えます。

「身体症状症」として治療を受ける道

　精神科医療では、何らかの身体症状を抱えていることに加え、これらの身体症状に関連した「思考」「感情」「行動」のいずれか1つ以上に異常を認めた方を「身体症状症」（米国精神医学会の診断基準「DSM-5」による）と診断し、診療の対象にしています[1]。実際、先に確認したように、汗の症状に苦悩する方の多くは汗の症状に関連した「思考」「感情」「行動」にも異常を抱えている、と考えられます。そのため、汗の症状に苦悩する方の多くは、精神科医療では「身体症状症」と診断されて治療を受けることになります。

● 精神科医療における治療

　それでは、汗の症状に苦悩する方に対して、精神科医療ではどのような治療が行われるのでしょうか。

　さきほど確認したように、精神科医療では、汗の症状ではなく、汗の症状に関連した「思考」「感情」「行動」の異常の方が治療対象になります。つまり、精神科医療に携わる精神科医は、汗の症状そのものを治療対象にはせず、汗の症状に関連した「思考」「感情」「行動」の異常を改善し、それによって患者さんの苦悩を軽減し、患者さんの生活全般が少しでも良い方向に向かうように手助けすることを目指しています。

　しかしながら問題は、上記のような「思考」「感情」「行動」の異常をどのようにして治療するのか、という点です。

　残念ながら現時点（令和6年1月）では、汗の問題に関連した「思考」「感情」「行動」の異常を確実に改善し得る治療法は見出されておりません。したがって以下では、「汗の症状に苦悩する方に対して精神科医療はこんなふうに役立つかもしれない」という、可能性について言及するにとどめたいと思いま

す。実際のところ、身体症状症を適切に治療できる精神科医は非常に少ない、というのが現状です。

　精神科医療で行われる治療は、大きく分けて「薬物療法」と「精神療法」の二つですが、「思考」「感情」「行動」の異常を改善することが目標となる身体症状症に対しては、やはり精神療法が治療の鍵を握ります。精神療法はそれこそ多種多様ですが、私が有望であると考える精神療法として、認知行動療法と森田療法の二つをあげたいと思います。

認知行動療法

　前者の認知行動療法は、うつや不安などの精神症状の背景にある「認知（考え方）」や「行動」の異常を標的にした精神療法です。

　もともとはうつ病に対する治療として開発されましたが、現在では不安症や慢性疼痛など幅広い疾患を対象に活用されています。現時点では、汗の症状に苦悩する方の役に立っているという確たる情報はありませんが、身体症状症の一種である慢性疼痛などに対しては確かな治療成果をあげているようです[2]。

森田療法

　後者の森田療法は、精神症状か身体症状かを問わず、症状との「関わり方」の異常を標的にした精神療法です。

　症状との関わり方には、その症状にまつわる認知（考え方）や行動も含まれますので、その点では前者の認知行動療法と重なるところがあります。認知行動療法と異なるのは、症状との関わり方を患者さんの生活全般への態度の現れとしてとらえ、むしろ、生活全般への態度を治療的に望ましい方向に変化させることの方に重きが置かれている点であり、そこに森田療法の際立った特徴があります。

　前節で述べたように、他の診療科には見られない精神科医療の際立った特徴は、症状の有無や強さだけでなく、それらが患者さんの生活全般にどのような悪影響を及ぼしているのかをきちんと把握し、患者さんの生活全般を改善させ

ることに重きを置いている点にあります。だとすると、患者さんの生活全般への態度に重きを置く森田療法は、精神科医療で行われる治療として理にかなったものだと言えそうです。

　こうした理由から私は、汗の症状に苦悩する方に対する精神科的な治療として、森田療法が最も有望であると考えております。そのため以下では、私自身で開発・研究している治療手法にも触れながら、汗の症状に苦悩する方に森田療法がどのように役立ち得るのか、その可能性について詳しく説明します。

2　森田療法とはどのような精神療法なのか

森田療法とは

　森田療法は、日本の精神科医・森田正馬（もりたしょうま）が 1920 年頃に独自に創始した精神療法です。

　創始された当初から、主な治療対象は不安症（恐怖症）や強迫症などに分類される精神疾患を抱えた患者さんであり、現在でも、こうした患者さんに対する有効な精神療法として、精神科医療において活

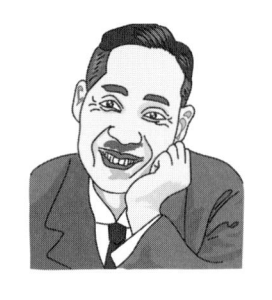

用され続けています。創始された当初は入院治療として行われていましたが、現在では外来治療として行われることが一般的になっています。

　森田療法の内容については次節以降で詳しく説明するとして、その出自について注目すべきは、もともと森田療法は前章で説明した身体症状症に対する治療法として開発されたという点です。

　実は、森田療法が開発された 20 世紀初頭には、「神経衰弱」という病気が世界的に流行していました。これは、身体の方には大した異常が見出せないにもかかわらず、耳鳴り、動悸、腰痛などの身体症状に苦悩し続け、重篤になると何年にもわたって寝たきりの生活を余儀なくされるという病気でしたが、これはまさしく、今の診断基準からみれば「身体症状症」そのものということになります。

森田療法は、森田正馬が当時は神経衰弱として流行していた身体症状症の正体を暴き、その正体である異常を治療しようとする試行錯誤の中で生まれた精神療法だったのです。

つまり、汗の症状という身体症状に苦悩する方に対して森田療法が有望であると考えることは、その出自からしても理にかなったことなのです。

⬤ 森田療法の治療標的──「神経症的苦悩」とは [3]

各精神療法には、それぞれの治療の際に標的としている異常があり、それらを「治療標的（ちりょうひょうてき）」と呼ぶことがあります。前章で述べたように森田療法は、精神症状か身体症状かを問わず、症状との「関わり方」の異常を標的にした精神療法です。

それでは「症状との関わり方の異常」とは、具体的にどのようなものなのでしょうか。以下では、精神科医療においてはありふれた精神症状の一つである、「不安」を例にとって説明します。

「はからい」は不安を増強する

例えば、明日に大事な試験を控えている学生のことを想像してみましょう。その学生は「せっかく勉強した内容が全く出題されなかったらどうしよう」「明日の試験で落第してしまったらどうしよう」などなど、さまざまな不安を抱えているはずです。その一方で、不安はとても不快な感情であり、誰にとってもできる限り早く手放したいものです。

そのため多くの学生は、「いやいや、山を張ったところは過去問で何度も出題されていた問題だから、明日の試験でもきっと出題されるはず」「そんなことで今さら不安になっても仕方がない」などと自分を納得させて安心しようとします。あるいは、「明日の試験のことなど考えても不安になって眠れないだけだから、少しだけゲームでもやって気晴らしをしよう」などと考え、明日の試験のことについて考えること自体を避けようとしたりします。

このように、理屈をこねて無理に自分を安心させようとしたり、不安になり

そうな状況を避けたりするなど、頭の中で行うことか実際にとる行動かにかかわらず、不安を手っ取り早く手放すために行っている努力のことを、森田療法では「はからい」と総称します。

　このような「はからい」は「不安を手放そう」という意図のもとで行われるわけですから、結果として、今抱えている不安にばかり注意が向くことになります。

「とらわれ」はさらなる「はからい」を生む

　さて、不安に限らず、私たちが日々感じている感情や感覚はすべて、それらに対して注意が向けば向くほどより強いものとして感じられることになります。

　例えば、バスケットボールの試合中に相手チームの選手と接触して腕にあざを作ってしまったとしても、試合に集中しているときには痛みに気づかないことも多いはずです。しかし、試合が終わって着替えているときにふと腕にあざができていることに気づくと、そのときからジンジンと強い痛みを感じるようになるものです。これは、あざができた部分に注意が向くようになったためです。

　このように、今抱えている不安ばかりに注意が集中することで、その不安がますます強く不快なものに感じられるようになる現象を、森田療法では「とらわれ」と総称します。

　「とらわれ」によって今抱えている不安がますます強く不快なものに感じられるようになると、当然のことながら学生は、この不快な不安をますます躍起になって手放したくなります。つまり、「とらわれ」はさらなる「はからい」に駆り立てるわけです。

　すると、駆り立てられた「はからい」がさらに「とらわれ」を強めることになります。こうして、「はからい」と「とらわれ」は終わりのない悪循環を形成し、学生をますます苦悩させることになります。

　このように、「はからい」と「とらわれ」の悪循環によってもたらされる苦悩のことを、私は「神経症的苦悩」と呼んでいます。これが森田療法の治療標的となります。

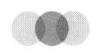 ## 森田療法が目指す生活全般への態度——「あるがまま」とは[4]

「はからい」と「とらわれ」の悪循環によってもたらされる「神経症的苦悩」が森田療法の治療標的であるとすると、この悪循環から離脱してもらうことが森田療法のひとまずの目標となります。それでは、どうすればこの悪循環から離脱することができるのでしょうか。

不安から気をそらそうとするとますます不安になる

前節でみたように、例えば明日の試験にまつわる不安にとらわれている学生は、試験のことを考えれば考えるほどますます不安になる、ということに気づいています。だからこそ、「明日の試験のことなど考えても不安になって眠れないだけだから、少しだけゲームでもやって気晴らしをしよう」などと考えるわけです。

しかし、このような対応はまったく逆の効果をもたらします。というのも、何だか禅問答のようですが、「明日の試験のことは考えないようにしよう」という考えそれ自体がすでに、否定の形ではありますが、「明日の試験」のことを考えていることにほかならないからです。

このことは、「不安から気をそらす」という対応についても当てはまります。たとえ「気をそらす」という否定の形ではあっても、「不安」に注意を向けていることには変わりがないからです。

つまり、不安が生じそうな事項を考えないようにすることも、不安から気をそらそうとすることも、どちらも新たな「はからい」となり、ますます不安に向かう注意を強めてしまう結果になります。こうなると、「はからい」と「とらわれ」の悪循環にますますはまり込むという、当初の目論見とは全く逆の結果になってしまいます。

「あるがまま」という態度

このように、「はからい」と「とらわれ」の悪循環にいったんはまり込んで

しまうと、「はからい」をやめようとしたり「とらわれ」から離れようとしたりすればするほど、ますます深く悪循環にはまり込むことになります。これはまさしく蟻地獄さながらの苦境です。

　森田療法は、このようなどうしようもない苦境から離脱するために、「あるがまま」という態度をとることを教えます。

　ただし、しばしば誤解されていますが、「あるがまま」とは、決して「はからいをやめること」でも「とらわれから離れること」でもありません。このような対応がかえって事態を悪化させることになるのは、先に確認した通りです。

　それでは一体どうすればいいのでしょうか。

　結論から先に述べれば、悪循環を形成しないような「はからい方」と「とらわれ方」を実践すればいい、ということになります。

強い不安の背後には強い「思い」が存在する

　ここで注目すべきは、不安の背後にある願望や希望——これらを私は「思い」と呼んでいます——の存在です。

　例えば、「明日の試験で落第してしまったらどうしよう」という不安を抱えている学生は、その背後に「明日の試験に合格したい」という「思い」があります。そもそもこうした思いがなければ、試験について不安になることはないはずです。さらに、「明日の試験に合格したい」という思いが強ければ強いほど、「明日の試験で落第してしまったらどうしよう」という不安も強くなるものです。

　重要なのは、強い不安の背後にはそれに見合った強い思いが存在する、ということです。その上で、悪循環を形成しないような「はからい方」とは、こうした思いに忠実な「はからい」をするということです。

　この学生の場合であれば、より確実に試験で合格点をとるために、自分が山を張った部分以外のところも勉強する、といった「はからい」が当てはまります。私は、このように「思いに忠実なはからい」をすることを「すなおにはからう」と呼んでいます。

「はからい」と「とらわれ」の悪循環から離脱するには

　もし、こうした「はからい方」ができれば、「どうしたらより確実に合格点がとれるのか」といったことに注意が向けられることになりますから、結果として、不安に向けられる注意は減っていくことになります。そうすると、不安もそれほど強く不快なものだとは感じなくなり、それほど躍起になって不安を手放そうとする「はからい」をする必要もなくなります。

　こうして、「明日の試験に合格したい」という思いに忠実な「はからい」の方に集中することができるようになり、いつの間にか、不安をめぐる「はからい」と「とらわれ」の悪循環から離脱している自分に気づくわけです。

　しかしながら、ここでまたあらためて不安の方に注意が向けられてしまうと、事態は元の木阿弥になります。もともと不快な不安を手放そうとして「はからい」と「とらわれ」の悪循環に陥っていたわけですから、その不快さに改めて気づいてしまうと、再び不安を手放そうとする「はからい」に駆り立てられ、悪循環への逆戻りを余儀なくされることになります。

　つまり、「はからい」と「とらわれ」の悪循環から離脱し、その状態を維持していくためには、「すなおにはからう」だけでは不十分なのです。

「とらわれまくる」

　そこで必要になるのが、悪循環を形成しないような「とらわれ方」です。「すなおにはからう」ことにより悪循環から少し離れることができると、これまで不安にばかり向いていた注意が分散され、これまで注意を向けられることのなかった感情に改めて注意が向くことになります。

　例えば、最初は「つらい」という感情しか生じなかった試験勉強についても、だんだんと熱中していくにつれ、ふと「この話面白いなあ」とか「この部分は将来研究してみたいなあ」といった感情が生じることがあります。あるいは、「あいつの試験勉強の方は大丈夫なのかなあ」などと、ふと友人のことが気になりだし、そこからその友人に連絡をして一緒に勉強する、といった新たな展開が生まれることもあるかもしれません。

　このように、その時々の状況で生じるさまざまな感情にきちんと気づいていくことを、私は「とらわれまくる」と呼んでいます。

　なお、この表現の中に含まれる「とらわれ」は、これまで述べてきた悪循環の元凶としての「とらわれ」とは異なり、良い意味で使われています。とはいえ、それが「勉強の楽しさ」であれ「友人の心配」であれ、特定の感情に注意が向き、そのためにその人の行動に変化が生じたとすれば、やはり「とらわれ」の一種であるとみなすことができます。

　結局「とらわれまくる」とは、さまざまな感情にその都度「とらわれる」ことにより、一つの感情にずっと「とらわれる」ことがなくなる、という現象のことを意味しているわけです。

「すなおにはからい、とらわれまくる」

　このように「すなおにはからう」および「とらわれまくる」という、悪循環を形成しない「はからい方」と「とらわれ方」を実践することにより、「はからい」と「とらわれ」の悪循環によってもたらされる「神経症的苦悩」から離脱することができます。

　さらに、どのような状況にあっても、自身の思い（願望や希望）に「すなおにはからう」ことができ、その時々で生じるさまざまな感情に「とらわれまくる」ことができるなら、不安などの一つの不快な感情をめぐる「はからい」と「とらわれ」の悪循環に陥ることはなくなるはずです。

　つまり、「すなおにはからう」と「とらわれまくる」を実践し続けることにより、二度と神経症的苦悩に陥らないようになれるわけです。

　以上のように、「すなおにはからい、とらわれまくる」を実践し続けることは、森田療法の治療標的である神経症的苦悩に対し、治療と同時に予防にもなるということになります。

　私は、この「すなおにはからい、とらわれまくる」の実践こそが、森田療法が目指す生活全般への態度である「あるがまま」に他ならない、と考えています。

3　汗の症状に苦悩する方に対する森田療法

　汗の症状をめぐる神経症的苦悩

　第1節で述べたように、「汗が異常に多い」という汗の症状それ自体は精神科医療の対象にはなりませんが、この汗の症状に関連した「思考」「感情」「行動」に何らかの異常を認めて「身体症状症」と診断され得る状態に陥っているのであれば、精神科医療の対象となります。

　その上で、第2節で詳しく述べた森田療法をその治療に活用する際には、汗の症状をめぐる「はからい」と「とらわれ」の悪循環によってもたらされる「神経症的苦悩」が存在するかどうかが重要になります。

汗の症状をめぐる「はからい」

　まず、汗の症状をめぐる「はからい」についてですが、第1節で述べた「思考」と「行動」の異常の一部が「はからい」に相当します。

　例えば、「汗をかいているのを周囲に悟られないようにするにはどうしたらいいか」「答案用紙を汗で濡らさないようにするにはどうしたらいいか」など、「汗のことばかり必要以上に長い間考え続けてしまう」という思考の異常は、「汗に関する困りごとを何とかして早く解決しよう」という意図のもとでなされる努力と言えます。

　同様に、「部活の練習中に何度も手を拭う」「勤務中に何度も靴下を取り替える」といった行動の異常も、やはり「汗に関する不安や心配を手っ取り早く手放そう」という意図のもとでなされる努力と言えます。このように考えると、汗の症状に苦悩する方の多くが抱えている、上記のような思考や行動の異常はいずれも「はからい」とみなすことができます。

汗の症状をめぐる「とらわれ」と「はからい」

　次に、汗の症状をめぐる「とらわれ」についてですが、汗の症状に苦悩する方の多くは、常に汗のことで自分が他人から変に思われていないか、他の人に迷惑をかけていないか、といったことばかり心配しています。

　このような方は、常に汗の症状に関連した不安や心配ばかりに注意を向けているため、こうした不安や心配がますます強く不快なものに感じられるようになります。すなわち、汗の症状に苦悩する方の多くは、この症状に関連した「感情」をめぐる「とらわれ」を認めることができると言えます。

　さらに、ここまで述べてきたような「はからい」と「とらわれ」が互いに互いを強め合う悪循環を形成することもまた、容易に見てとることができます。すなわち、汗に関する不安や心配を手っ取り早く手放そうとあれこれ思案し、何度も手を拭ったり着替えたりすることは、汗の症状に関連した不安や心配に向く注意を増大させます。そうなると、こうした不安や心配はますます強く不快なものに感じられるようになるため、ますます躍起になって不安や心配を手放したくなります。

　こうして、汗の症状をめぐる「はからい」は症状に関連した不安や心配への「とらわれ」を強め、強まった「とらわれ」は汗の症状をめぐる「はからい」へとますます強く駆り立てる、という悪循環が形成されることになります。

　ひとたびこのような悪循環が形成されると、当初はそれほどでもなかった不安、心配、悲壮感、孤独感などのネガティブな感情が、次第次第に大きくなり、ついには学業、仕事、趣味などの生活全般に悪影響を及ぼすようになります。これこそが、汗の症状をめぐる「はからい」と「とらわれ」の悪循環によってもたらされる神経症的苦悩です。

　このように、汗の症状に苦悩する方の多くは、上記のような神経症的苦悩に陥っていると言えます。

　問題なのは、汗の症状をめぐる「はからい」と「とらわれ」は互いに互いを強め合う関係にあるため、そのまま放置しておくと、この構造がいつまでも維持されてしまう点です。汗の症状をめぐる神経症的苦悩にひとたび陥ると、長

年にわたってそこから抜け出せなくなってしまうということもしばしば見受けられます。

 ### 汗の症状をめぐる神経症的苦悩から離脱する

それでは、汗の症状に苦悩している方に、神経症的苦悩から離脱してもらうにはどうしたらいいでしょうか。さっそく、第2節で述べた「すなおにはからい、とらわれまくる」の実践を思い出してみましょう。

不安や心配の背後にある「思い」を見つけ出す

まずは「すなおにはからう」の方からです。「すなおにはからう」ためには、何よりもまず、汗の症状に関連した不安や心配の背後にある「思い（願望や希望）」を見つけ出す必要があります。そこで、そもそもなぜそこまで汗に関する不安や心配にとらわれているのかを考えてみましょう。

部活の練習中に何度も手を拭う方にしろ、勤務中に何度も靴下を取り替える方にしろ、汗が部活の練習や勤務に悪影響を及ぼしている、と考えていることは間違いないでしょう。つまり、「汗の問題さえなければ、もっと思いっきり部活の練習に打ち込めるのに」「汗の問題さえなければ、もっと効率よく仕事に取り組めるのに」などと考え、何度も手を拭ったり、靴下を取り替えたりしているわけです。

このように考えると、こうした方々の不安や心配の背後にある「思い」がはっきりと見えてくると思います。すなわち、「もっと思いっきり部活の練習に打ち込みたい」「もっと効率よく仕事に取り組みたい」というのがそれです。

だとすれば、こうした方々にとっての「すなおにはからう」とは、例えば「部活の競技の一流選手のフォームを研究する」や「上司とのコミュニケーションを密にする」など、今のこの状況においてその人にとって最大限「思いっきり」ないし「効率よく」部活の練習に打ち込んだり仕事に取り組んだりすることのはずです。

要は、汗に関する不安や心配を手っ取り早く手放そうという意図のもとで行

う努力をやめ、代わりに、その背後にある思いに忠実な努力をする、ということになります。

自分の身に起こる感情を素直に感じ取って動く

　以上で述べた「すなおにはからう」と同時に実践するのが「とらわれまくる」です。別の言い方をすると、「自分の身に起こる感情をすべて素直に感じとって動く」ということです。ここにはもちろん、汗に関する不安や心配を素直に感じとることも含まれますが、重要なのは、これら以外にもさまざまな感情が生起していることをきちんと認めることです。

　「部活の競技の一流選手のフォームを研究する」や「上司とのコミュニケーションを密にする」といった「すなおにはからう」が少しでも実践できるようになると、例えば、「この選手のフォームって美しいなあ」とか「案外上司も抜けたところがあるんだなあ」など、他のさまざまな感情の存在に気づけるようになります。そうなると、「この選手のフォームをそっくり真似してみるか」「抜けた上司を助けて恩を売ってやろう」といった更なる行動につながり、「競技の急速な上達」や「仕事に対するモティベーションの急上昇」といった思いがけない良い結果がもたらされるかもしれません。

　以上のように、「すなおにはからい、とらわれまくる」を実践することにより、汗の症状をめぐる神経症的苦悩から離脱できるだけでなく、その方の持つ思い（希望や願望）に沿った意外な幸運がもたらされる可能性もある、ということになります。

汗の症状をめぐる神経症的苦悩を予防する

　前節で述べたように、「すなおにはからい、とらわれまくる」の実践により、汗の症状をめぐる神経症的苦悩から離脱することができるわけですが、いったん離脱したらそれで終わりというわけではなく、この実践は続けることに価値があります。

　「すなおにはからい、とらわれまくる」を実践し続けることができれば、汗

の症状に関連した不安や心配ばかりに注意が集中することがなくなるため、こうした不安や心配が必要以上に強く不快なものに感じられることもなくなります。そうなると、「不安や心配を手っ取り早く手放そう」という意図のもとでなされる努力、すなわち「はからい」に駆り立てられることもなくなります。

　つまり、「すなおにはからい、とらわれまくる」を実践し続けることは、そのまま、汗の症状をめぐる神経症的苦悩に再び陥るのを予防することにもなるわけです。

　私は、このように「すなおにはからい、とらわれまくる」を実践し続けることがすなわち、森田療法が目指す生活全般への態度としての「あるがまま」に他ならないと考えています。

　「すなおにはからい、とらわれまくる」の実践は、言わば、悪循環を形成しないような「はからい方」および「とらわれ方」の実践であり、生活全般に対してこのような実践を続けることは、「はからい」と「とらわれ」の悪循環によってもたらされる神経症的苦悩に陥ることのない態度、さらには生き方になり得ると言えます。私は、このような生き方としての「あるがまま」こそ、精神科医療が目指す「健康な心のあり方」ではないかと考えています。

4　不安を活かしてより良い人生を送る

「不安活用ワーク」とは

　ここまで述べてきたように森田療法は、不安や心配などのネガティブな感情をめぐる「はからい」と「とらわれ」の悪循環によってもたらされる「神経症的苦悩」を対象とした精神療法です。そして森田療法は、「すなおにはからい、とらわれまくる」の実践を続けること、すなわち「あるがまま」の態度を保つことにより、この神経症的苦悩を治療さらには予防できることを教えてくれています。

　それでは、神経症的ではない、言わば健常な苦悩についてはどうなるので

しょうか。あらためて考えてみれば、不安や心配などのネガティブな感情はありふれたもので、私たちは誰でも日常的に経験しています。

　その際、「はからい」と「とらわれ」が悪循環を形成していなかったとしても、不安や心配そのものがある種の苦悩にはなり得ると言えます。森田療法がこうした健常な苦悩を対象にしていないとすれば、「あるがまま」の態度を保ったとしても、健常な苦悩に対しては何の役にも立たないということになってしまうのでしょうか。

　実は、「すなおにはからい、とらわれまくる」の実践、すなわち「あるがまま」の態度がもたらしてくれるのは、神経症的苦悩に対する治療と予防だけにとどまりません。第3節で、この実践により、苦悩している方の持つ「思い（願望や希望）」に沿った意外な幸運がもたらされる可能性について触れましたが、実はここに、この実践、すなわち「あるがまま」の態度がもたらしてくれる、もう一つの恩恵があります。

　そしてこれを一口で表現すれば、「不安や心配などのネガティブな感情を活かしてより良い人生を送る」ということになるのですが、このように言われてピンとくる人は少ないと思います。

　そこで私は、ネガティブな感情の身近な代表格である「不安」に着目し、「不安を活かしてより良い人生を送る」ということを体得・実践するための方法として、「不安活用ワーク」を開発しました。

　これは、精神科医・勝久寿先生の著書の中で紹介されている「目的本位で行動するための4ステップ」[5]からヒントを得て、私が独自に開発したワークです。一人でももちろんできますが、治療者やカウンセラーの助けを借りながら、診療やカウンセリングの場で用いることもできます。

不安活用ワークのコンセプト

　不安活用ワークの内容を説明する前に、このワークの核になるコンセプトを明らかにしておきます。

　私たちは日々、勉強のこと、仕事のこと、人間関係のこと、などなど、さま

ざまな不安を抱えながら生きています。「明日の試験に合格できるだろうか」「今の仕事をちゃんと続けていけるだろうか」などなど、不安は私たちにとってありふれたものです。

　問題は、こうした不安が実に不快で嫌な感情（気持ち）だという点にあります。ですので多くの人が、「不安などできる限り早くすっきりと手放してしまいたい」と考えてしまうのも無理からぬことです。

　こうして、「不安」と言えば「できる限り早く解消すべきもの」「解消できないなら仕方なく受け入れる／付き合うもの」といったような扱われ方をされてしまい、「活かす／活用するもの」という考えに至ることはありません。

私たちはどのようなときに不安を感じるのか

　ここで少し視点を変えて、私たちがどのようなときに不安を感じるのかを考えてみましょう。

　例えば、「明日の試験に落ちても何の問題もない」「新しい仕事などいつでもすぐに見つかる」などと本気で考えている人がいたとして、その人は「明日の試験に合格できるだろうか」「今の仕事をちゃんと続けていけるだろうか」などといった不安を感じることがあるのでしょうか。

　答えは明らかに「No」でしょう。言われてみれば当たり前のことですが、「明日の試験に何としても合格したい」「今の仕事を何としても続けていきたい」という「思い（希望や願望）」があるからこそ、不安を感じざるを得ないのです。

　ここで、不安の背後にその人なりの「思い」があることは理解できたとして、なぜここまで不快で嫌な感情でなければならないのでしょうか。こうした疑問に答えるには、不安が心地よい感情だったらどうなるのかを想像してみる必要があります。

　もし、不安が心地よい感情であったなら、「明日の試験に合格できるだろうか」「今の仕事をちゃんと続けていけるだろうか」などといった不安を感じたとしても、「試験勉強をする」「より良い仕事をするための工夫をする」といった行動を起こそうとは思わないはずです。不安があのように不快で嫌な感情だ

からこそ、試験勉強を頑張って何とか明日の試験に合格しようとしたり、より良い仕事をするための工夫を凝らして何とかして今の仕事を続けようとしたりするわけです。

　このように考えると、不安という感情は、私たちの「思い」をかなえる「ナビゲーター」とは言えないでしょうか。あの不快で嫌な、私たちを居ても立ってもいられなくさせるような不安だからこそ、自身の思いをかなえるために何ができるのかを真剣に考え、それをただちに実行する、という方向へと強力に私たちを導くことができるのです。

　結局のところ、不安活用ワークの核になるコンセプトは、「思いをかなえるナビゲーターとしての不安を最大限に活用してより良い人生を送ってしまおう」というものになります。以下、不安活用ワークの内容について説明します。

◖◗　不安活用ワークの４ステップ

　不安活用ワークは以下の４つのステップによって構成されています。

【ステップ０：スタート】

　今抱えている（感じている）最も大きな（強い）「不安」を書き出します。複数の不安がある場合には、ひとまずすべて書き出してみて、最も大きな（強い）不安を選んで丸で囲みます。

例：「明日の試験のことが不安」

【ステップ１：不安を恐れに変える】

　【ステップ０】で書き出した「不安」に関連して、「あんなことになったらどうしよう」や「こんなことが起きたら大変だ」などと感じる（考える）「あんなこと・こんなこと」を具体的に書き出します。

例：「明日の試験で落第したらどうしよう」「留年したら大変だ」

【ステップ２：「思い」を書き出す】

　【ステップ１】で書き出した「あんなこと・こんなこと」を「あんなことに

ならないようにしたい・こんなことが起こらないようにしたい」と言い換え、そこから今抱えている「思い」（願望・希望）を見つけ出します。そしてその思いを、わかりやすい肯定文の形で書き出します。

例：「明日の試験で落第したくない」「留年したくない」

　　⇒ 思い：「明日の試験に合格してちゃんと進級したい」

【ステップ３：「思い」をかなえるためできることを見つける】

【ステップ２】で書き出した「思い」をかなえるために「とりあえずできそうなこと」をできるだけ多く書き出し、その中から最も役に立ちそうな「今できること」を１つ選んで丸で囲みます。

例：「山を張ったところ以外の場所を勉強してみる」

　　「成績が優秀な友人と一緒に勉強する」

　　「ひとまずゲームをやってリラックスする」

【ステップ４：動いてみた結果生じた気持ちを調べる】

【ステップ３】で選んだ「今できること」を実際に行ってみて、その結果起こった出来事を書き、そのときに生じた「気持ち」（感情）をできるだけ多く書き出します。

例：（山を張ったところ以外の場所を勉強してみたら）

　　とても面白い事項に出会った……「ここ面白いなあ」（気持ち）

　⇒これまで「つらい」としか思えなかった試験勉強が少し楽しくなり、思い
　　がけず集中して勉強できた。

　最後の【ステップ４】で書き出した「気持ち」の中に不安が含まれていたら、今度はその不安について不安活用ワークを行います。こうして、このワークを繰り返すことで、どんな不安が生じても、それらを「思いをかなえるナビゲーター」としてもれなく活用できるようになります。

大事なのは「具体的にわかりやすく書き出す」こと

　このように書きながら進めていくワークは、一見するととても面倒くさく思えますが、このように「具体的にわかりやすく書き出す」という作業自体に大きな意義があります。例を振り返っていただければわかるように、最初は「明日の試験のことが不安」という漠然とした内容しか持たなかった不安が、具体的な内容を持った心配や恐れを介して実際の行動へとつながっています。

　このプロセスについて私は、行動につながる具体的な内容を持つ「心配」に着目し、「不安はそのまま心配に、心配はそのまま心配りへ」と表現しています。

⬤ 不安活用ワークの実践例

　それでは、ここで説明した不安活用ワークを、汗の症状に苦悩する方に用いたらどのようなことになるのか、架空の事例を用いて検討してみます。なお、ここで用いる架空の事例は、私自身が経験した多数の事例を混ぜ合わせて構成したものです。

　ここでは、手の汗が多いことをしきりに気にしている、バスケットボール部所属の男子高校生（A君）を想像してみましょう。

　彼は、自分の手の汗でボールをベトベトにしてしまい、そのことでチームメイトや先輩から嫌がられたり疎まれたりすることをしきりに心配しています。そのため、練習中も自分の手の汗を拭うことばかりに気をとられてしまい、まともな練習ができません。結果として、バスケットボールの技能も上達しないため、試合に出る機会も少なくなり、部活を続けていくモティベーションは著しく下がってしまいました。

　このような汗の症状に苦悩する高校生に対し、不安活用ワークはどのように役に立つのでしょうか。

【ステップ０：スタート】
　まず、A君が今抱えている（感じている）最も大きな（強い）「不安」を書き

出してもらいます。その際、何も助言がないと汗に関する不安ばかりが書き出される可能性が高く、そうなると、こうした不安をめぐる「はからい」と「とらわれ」の悪循環を強めてしまうことになります。

　このワークの効果を最大限に発揮するためには、「汗に関する不安はひとまず置いておいて、汗以外の不安を書き出してみてください」といった助言が必要になります。

　　　（A君）「チームメイトにちゃんとついていけるのか不安」

【ステップ１：不安を恐れに変える】

　【ステップ０】で書き出した「不安」に関連して、「あんなことになったらどうしよう」や「こんなことが起きたら大変だ」などと感じる（考える）「あんなこと・こんなこと」を具体的に書き出してもらいます。

　　　（A君）「バスケが上手くなれなかったらどうしよう」
　　　　　　　「チームメイトから置いてきぼりにされたら大変だ」

【ステップ２：「思い」を書き出す】

　【ステップ１】で書き出した「あんなこと・こんなこと」を「あんなことにならないようにしたい・こんなことが起こらないようにしたい」と言い換え、そこから今抱えている「思い」（願望・希望）を見つけ出し、その思いを分かりやすい肯定文の形で書き出してもらいます。

　　　（A君）「バスケが下手なままでいたくない」
　　　　　　　「チームメイトから置いてきぼりにされたくない」
　　　　　　　⇒思い：「バスケがうまくなって、チームの一員として活躍したい」

【ステップ３：「思い」をかなえるためできることを見つける】

　【ステップ２】で書き出した「思い」をかなえるために「とりあえずできそうなこと」をできるだけ多く書き出し、その中から最も役に立ちそうな「今できること」を１つ選んで丸で囲んでもらいます。このときA君は、自分の手

の汗でボールをベトベトにしてしまうことを心配し、ボールに触らなくても済むような行動ばかりを書き出してくるはずです。

　重要なことは、こうした本人の心配をそのまま認め、後押しすることです。むしろ、悩みながらもボールに触る必要のある行動を書き出してくるようであれば、「別にボールを使わなくてもバスケに上達する方法はいくらでもありますよね」と助言するくらいが丁度いいと思います。

　　　（A君）「憧れているプロバスケ選手の投げ方を徹底的に研究する」

　　　　　　「比較的仲のいいチームメイトに個人的にバスケを教わる」

　　　　　　「練習を休んでトレーニングルームでひたすら筋トレする」

【ステップ４：動いてみた結果生じた気持ちを調べる】

　【ステップ3】で選んだ「今できること」を実際に行ってみて、その結果起こった出来事を書き、そのときに生じた「気持ち」（感情）をできるだけ多く書き出してもらいます。

　　　（A君）「憧れているプロバスケ選手の投げ方を徹底的に研究してみたら

　　　　　　無性にフリースローがやりたくなった……。早く練習したい」（気

　　　　　　持ち）

【その後の経過】

　不安活用ワークを通じて練習したい気持ちが高まってきたA君は、手の汗のことを心配しながら恐る恐る練習を開始しました。しかし、研究しているプロバスケ選手の投げ方をまねしながら練習しているうちに、次第に練習に熱が入り、スローイングも上達しました。部活に対するモティベーションが高まるにつれ、手の汗に関する不安や心配は薄れ、以前よりも練習に集中できるようになりました。

　以上のような一連の変化は、不安の背後にある自身の思いに気づき、その思いに忠実な行動を重ねていく中で、生じたさまざまな感情を活かしながら生活全般を充実させていくプロセスとしてとらえることができます。このプロセス

はそのまま、森田療法の目指す「すなおにはからい、とらわれまくる」の実践、すなわち「あるがまま」の態度に他なりません。

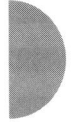

5　精神科医療の可能性と限界

　ここまで、私が開発したワークや、自身の臨床経験を踏まえた架空の事例などにも触れながら、汗の症状に苦悩する方に対し、精神科医療にどのような貢献ができるのかを解説してきました。

　第1節で述べたように精神科医療では、汗の症状ではなく、汗の症状に関連した「思考」「感情」「行動」の異常の方が治療対象になります。つまり、精神科医療に携わる精神科医は、汗の症状そのものを治療対象にはせず、汗の症状に関連した「思考」「感情」「行動」の異常を改善し、それによって患者さんの苦悩を軽減し、患者さんの生活全般が少しでも良い方向に向かうように手助けすることを目指しています。

　この点において、汗の症状に関連した異常な（病的な）苦悩、すなわち「神経症的苦悩」の構造を明らかにし、それに対する治療と予防を施行することのできる森田療法は、精神科医療における有望な治療法の一つになり得ると思います。それだけでなく、異常（病的）ではない健常な苦悩についても、これらを活かしたより良い人生の送り方を提案できる森田療法は、患者さんの症状よりも生活全般を回復させることの方に重きを置く、精神科医療ならではの治療法とも言えます。

　このように、森田療法を活用することにより、汗の症状に苦悩する方に対して、精神科医療に独自の貢献ができる可能性が拓けてくると私は考えます。

　その一方で、精神科医療は決して万能ではありません。一番の大きな問題は、汗の症状に苦悩する方が自ら診療を求めてきてくれない限り、診療という土俵に乗せることができないことです。それだけでなく、本人の治療意欲がしっかりしていないと、診療を円滑に進めることはできず、結果として満足のいく診療ができない、という問題もあります。

　このような観点から、汗の症状に苦悩する方々に対しては、精神科医療に限らずさまざまな治療や支援が存在することを理解し、自ら治療や支援を受けられるようになってもらうための、啓発ないし心理教育が極めて重要であると私は考えます。つまり、汗の症状に苦悩する方々に対しては、身体医学や精神医学のみならず、臨床心理学や教育学など、さまざまな分野の専門家たちによる学際的なアプローチが必要不可欠であると言えます。

参考文献

1）米国精神医学会（編）日本精神神経学会（日本語版用語監修）髙橋三郎・大野裕（監訳）（2023）．DSM-5-TR 精神疾患の分類と診断の手引　医学書院
2）ジョン・D・オースティス（著）伊豫雅臣・清水栄司（監訳）（2011）．慢性疼痛の治療：患者さん用ワークブック──認知行動療法によるアプローチ──　星和書店
3）田所重紀（2022）．森田療法　福井次矢・高木誠・小室一成・赤司浩一（総編集）今日の治療指針 2022 年版──私はこう治療している　医学書院，pp. 1061.
4）森田正馬（1975）．森田正馬全集 第五巻　白揚社
5）勝久寿（2017）．「いつもの不安」を解消するためのお守りノート　永岡書店

おわりに

　毎年のように続く猛暑の中、外を歩くと多くの人々が汗だくになります。弱冷房の場所に入っても、その汗が止まらないことがあります。運動や緊張によっても汗は出ます。このように、汗は私たちにとって非常に身近なものです。しかし、体温調整に必要な量以上に過剰に汗が出てしまい、日常生活に支障をきたすことがあります。これらの症状は多汗症と呼ばれ、障害者総合支援法の難病等に指定されています。

　私たちが汗の問題を意識し始めた頃、汗に焦点をあてた心理学的な研究はあまり多くありませんでした。私たちも研究者としてこの多汗症の問題に貢献できないかと考え、現在多汗症のプロジェクトを立ち上げて研究しています。しかし、多くの方々と多汗症の問題を共有するためには、一般書の作成が必要だと感じました。例えば、思春期に汗で悩み始めた中学生でも読めるように、エピソードを多く取り入れ、かつより深く学びたい人にも有用な情報を伝えたいと考えました。そんなとき、日本心理学会で多汗症に関する発表を行っていた際、福村出版の榎本統太さんからお声がけいただいたことが本書執筆の契機となりました。

　本書の構成は、第1部と第2部に分かれています。第1部では、汗でどのような困りごとが生じるのかを、幼児期から成人期までの具体的な事例を多く挙げてエリクソンの心理社会的発達理論を用いながら説明しています。第2部では多汗症にフォーカスし、多汗症の医学的な視点や心理的な支援方法について述べています。

　本書を執筆するにあたり、汗の問題を身近に感じてもらい、かつ正確な情報を伝えたいとの思いから、第一線で活躍する皆様にお声がけしたところ、多くの方々から多大なご協力をいただくことができました。編者の藤後と山極は、公認心理師および臨床心理士として、臨床心理学を専門とし、長年の同僚です。藤後は保育や子育て支援、スポーツ、通信制高校の研究を中心に取り組んできました。山極は学生相談と病院臨床に長年携わってきました。第1部を執筆

するにあたり、当事者の方々へのインタビューを通してリアルなエピソードを集めました。そして、私たちの臨床家としての経験を踏まえ、当事者の気持ちに寄り添いながら事例を作成しました。また、日々の臨床活動において、当事者だけでなく周囲の人々への支援や理解の促進を重視しています。本書においても、当事者の問題のみならず、周囲の理解が問題の軽減に重要であることを願って執筆しました。

　第2部はより専門的な内容となっています。少し難しいと感じる方もいるかもしれませんが、興味のあるトピックを中心に読んでいただければと思います。第4章と第5章では「汗」や「多汗症」に関する医学的な知識について、多汗症研究の第一人者ともいえる池袋西口ふくろう皮膚科クリニックの藤本智子医師に執筆していただきました。専門的な情報とともに、興味深いコラムも多く執筆してくださいましたので、コラムから読み始めるのもよいかもしれません。

　第6章は長崎純心大学の小川さやか先生にご担当いただきました。小川先生は集団認知行動療法を専門としており、心理学の分野で多汗症を研究されている数少ない研究者です。実際の臨床場面で出会う汗で悩む患者さんの様子を描いていただきました。

　第7章は札幌医科大学の精神科医、田所重紀先生にご担当いただきました。田所先生は森田療法の視点から、多汗症の患者が抱える「不安」への付き合い方や精神医学が寄与できる点について述べています。第7章の後半に紹介されている「不安活用ワーク」もぜひ使ってみてください。

　また、本書全般に多大なるご尽力をいただいたのが多汗症サポートグループの皆様方です。コラム執筆や内容のご相談など、多くのお力添えをいただきました。忘れてはならないのが、第2章でご紹介した本間映像の本間洸貴さんです。そして実際の映像のURL等も本書に記載しておりますので、ぜひ多くの方にご覧いただきたいと思います。

　以上が、本書の執筆メンバーのご紹介です。皆様方のお力添えを得たことで、自信をもってお届けできる内容となりました。

　さて、本書は、多くの方に汗にまつわる問題への関心と理解を高めていただきたいとの願いで執筆しましたが、汗に関する悩みを知られたくない人も多くいらっしゃると思います。苦しい思いや触れられたくない思いは、無理に扉を開ける必要はありません。上手に距離をとってこの問題と付き合っていただければと思います。また周囲の方も、本人の心の準備ができていないにもかかわらず、無理に問題と向き合わせることは避けていただきたいと思います。本人に寄り添いながら温かく見守っていただけますと幸いです。

　最後になりますが、汗に限らず、さまざまなハンディキャップを持つ人々が、必要な支援を当たり前に得られる環境が整うことを願っています。第3章で取り上げましたが、藤後がフィンランドの小学校を訪問した際、小学校の教室の中には、小さな段ボールの小屋やロッキングチェア、ぶら下がり棒、イヤーマフが設置されていました。子どもたちが快適に学習できるよう、その時に必要な人が必要なものを利用できる環境が整っており、誰もが当然のように利用していました。インクルーシブな環境とは、誰にとっても過ごしやすい空間です。多汗症を通じた共生社会の実現が本書の最終的な目標でもあります。

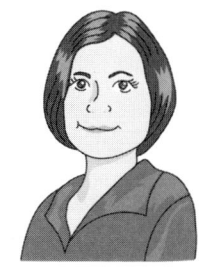

執筆者代表　藤後悦子

[協力]
NPO 法人多汗症サポートグループ
2022 年に設立した、「原発性局所多汗症」に関する日本初の NPO 法人で、多汗症の周知活動を行う。「たかが汗、を変えていく」をミッションに、情報発信、交流の場の提供、患者目線の商品開発の 3 つをメイン事業としている。多汗症であっても制限なく本来の力を発揮できる、生きやすい社会を目指す。

[執筆者]
藤本智子（ふじもと・ともこ）
池袋西口ふくろう皮膚科クリニック院長。博士（医学）。浜松医科大学医学部卒業後、東京医科歯科大学皮膚科入局、関連病院を経て 2017 年に池袋西口ふくろう皮膚科クリニックを開院し診療を行う傍ら、大学病院においても 2005 年より発汗異常外来を担う。多汗症について豊富な診療実績を持ち、原発性局所多汗症診療ガイドラインの策定にも携わる。

小川さやか（おがわ・さやか）
長崎純心大学人文学部福祉・心理学科講師。博士（医学）。公認心理師、臨床心理士。専門分野は心身医学および臨床心理学。大学で公認心理師の養成に携わりながら、原発性局所多汗症とメンタルヘルスの関連性、特に多汗症が不安や QOL に与える影響についての研究を進めている。多汗症患者に対するアセスメントツールの開発や心理学的支援の確立を目指している。

田所重紀（たどころ・しげのり）
札幌医科大学医学部神経精神医学講座准教授。博士（医学）、修士（学術）。精神科専門医、臨床心理士、公認心理師。室蘭工業大学保健管理センター所長・教授を経て、2021 年より現職。森田療法を中心とした精神科臨床に携わりつつ、心の哲学とくに感情の哲学の観点からメンタルヘルスに関する理論的研究に取り組んでいる。
おもな著書に『精神医学と哲学の出会い──脳と心の精神病理』（玉川大学出版部, 2013 年, 共著）、『心の臨床を哲学する──Philosophy of Psychiatry & Psychology』（新曜社, 2020 年, 共編著）など。

[イラスト]
原田瞳、みょんた、あちゃん、INABA STUDIO
[写真]
テクノゲートウェイ株式会社、藤後悦子、Adobe Stock/JosLuis
[編集協力]
吉田直子

[編著者]

藤後悦子（とうご・えつこ）

東京未来大学こども心理学部教授。博士（学術）。公認心理師、臨床心理士。立教大学、筑波大学大学院の兼任講師を経て現職。東京都のスクールカウンセラーや大学の学生相談、保育・子育て相談などに携わる。また、全国保育士会や日本中学校体育連盟など、子ども・子育てに関する分野で多数の講演会を行う。

おもな著書に『スポーツで生き生き子育て＆親育ち――子どもの豊かな未来をつくる親子関係』（福村出版, 2019 年，共編著）、『社会的子育ての実現――人とつながり社会をつなぐ、保育カウンセリングと保育ソーシャルワーク』（ナカニシヤ出版, 2022 年，監著）など。

山極和佳（やまぎわ・わか）

東京未来大学モチベーション行動科学部教授。博士（人間科学）。公認心理師、臨床心理士。早稲田大学助手、東京福祉大学講師を経て現職。臨床心理学を専門として、大学における教育・研究活動とともに医療機関において臨床心理実践活動に取り組んでいる。

おもな著書に『保育カウンセリング――ここからはじまる保育カウンセラーへの道』（ナカニシヤ出版, 2010 年，分担執筆）。

誰にも言えない汗の悩み
多汗症のための心理学的・医学的サポート

2024 年 11 月 5 日　初版第 1 刷発行

編著者	藤後悦子・山極和佳
協　力	NPO 法人多汗症サポートグループ
発行者	宮下基幸
発行所	福村出版株式会社
	〒 104-0045　東京都中央区築地 4-12-2
	電話　03-6278-8508 ／ FAX　03-6278-8323
	https://www.fukumura.co.jp
装　幀	INABA STUDIO
印　刷	株式会社文化カラー印刷
製　本	協栄製本株式会社

©2024　Etsuko Togo, Waka Yamagiwa
Printed in Japan　ISBN978-4-571-24118-5　C0011